全国普通高等中医药院校药学类专业第三轮规划教材

U0297502

中药鉴定学实验（第3版）

（供中药学、药学及相关专业用）

主　编　吴啟南

副主编　张　慧　刘圣金　付小梅

编　者　（以姓氏笔画为序）

王少男（河北中医药大学）	龙　飞（成都中医药大学）
付　钰（河南中医药大学）	付小梅（江西中医药大学）
乐　巍（南京中医药大学）	刘圣金（南京中医药大学）
杨卫丽（海南医学院）	杨冰月（陕西中医药大学）
吴啟南（南京中医药大学）	张　慧（辽宁中医药大学）
赵冬霞（河南大学）	胡　静（天津中医药大学）
钟世红（西南民族大学）	姜　丹（北京中医药大学）
祝洪艳（吉林农业大学）	徐　宏（贵州中医药大学）
黄　秦（重庆中医药学院）	龚　玲（湖北中医药大学）

中国健康传媒集团

中国医药科技出版社

内 容 提 要

　　本教材为"全国普通高等中医药院校药学类专业第三轮规划教材"之一，为中药鉴定学的实验教材。本实验分为总论、各论和附录三部分。总论主要介绍中药鉴定的依据、药材和饮片取样法、来源鉴别法、性状鉴别法、显微鉴别法、理化鉴别法、鉴别新技术。各论介绍显微鉴定的基本技能，包括组织制片技术、显微测量技术、显微特征图的绘制及显微摄影技术；对不同种类的中药的鉴别方法设置了二十次实验进行实践操作。此外，教材设置了综合性实验，主要包括对药材和饮片灰分、水分、浸出物测定及杂质检查，中成药鉴别、中药材 DNA 分子鉴定选做实验等。附录包括常用试剂的配制方法和试纸制备方法、中药外源性有害物质测定方法、中药鉴定常用名词术语等内容、中药材（饮片）性状图等。本教材可供高等医药院校中药学、药学及相关专业师生使用，也可作为医药行业考试与培训的参考用书。

图书在版编目（CIP）数据

中药鉴定学实验/吴啟南主编. —3 版. —北京：中国医药科技出版社，2024.1（2024.8重印）

全国普通高等中医药院校药学类专业第三轮规划教材

ISBN 978 - 7 - 5214 - 3991 - 5

Ⅰ.①中… Ⅱ.①吴… Ⅲ.①中药鉴定学 - 实验 - 中医学院 - 教材 Ⅳ.①R282.5 - 33

中国国家版本馆 CIP 数据核字（2023）第 130146 号

美术编辑　陈君杞

版式设计　友全图文

出版　**中国健康传媒集团**│中国医药科技出版社

地址　北京市海淀区文慧园北路甲 22 号

邮编　100082

电话　发行：010 - 62227427　邮购：010 - 62236938

网址　www.cmstp.com

规格　889mm×1194mm $^1/_{16}$

印张　9 $^3/_4$

字数　277 千字

初版　2015 年 5 月第 1 版

版次　2024 年 1 月第 3 版

印次　2024 年 8 月第 2 次印刷

印刷　北京金康利印刷有限公司

经销　全国各地新华书店

书号　ISBN 978 - 7 - 5214 - 3991 - 5

定价　39.00 元

获取新书信息、投稿、为图书纠错，请扫码联系我们。

出版说明

"全国普通高等中医药院校药学类专业第二轮规划教材"于2018年8月由中国医药科技出版社出版并面向全国发行，自出版以来得到了各院校的广泛好评。为了更好地贯彻落实《中共中央　国务院关于促进中医药传承创新发展的意见》和全国中医药大会、新时代全国高等学校本科教育工作会议精神，落实国务院办公厅印发的《关于加快中医药特色发展的若干政策措施》《国务院办公厅关于加快医学教育创新发展的指导意见》《教育部　国家卫生健康委　国家中医药管理局关于深化医教协同进一步推动中医药教育改革与高质量发展的实施意见》等文件精神，培养传承中医药文化，具备行业优势的复合型、创新型高等中医药院校药学类专业人才，在教育部、国家药品监督管理局的领导下，中国医药科技出版社组织修订编写"全国普通高等中医药院校药学类专业第三轮规划教材"。

本轮教材吸取了目前高等中医药教育发展成果，体现了药学类学科的新进展、新方法、新标准；结合党的二十大会议精神、融入课程思政元素，旨在适应学科发展和药品监管等新要求，进一步提升教材质量，更好地满足教学需求。通过走访主要院校，对2018年出版的第二轮教材广泛征求意见，针对性地制订了第三轮规划教材的修订方案。

第三轮规划教材具有以下主要特点。

1. 立德树人，融入课程思政

把立德树人的根本任务贯穿、落实到教材建设全过程的各方面、各环节。教材内容编写突出医药专业学生内涵培养，从救死扶伤的道术、心中有爱的仁术、知识扎实的学术、本领过硬的技术、方法科学的艺术等角度出发与中医药知识、技能传授有机融合。在体现中医药理论、技能的过程中，时刻牢记医德高尚、医术精湛的人民健康守护者的新时代培养目标。

2. 精准定位，对接社会需求

立足于高层次药学人才的培养目标定位教材。教材的深度和广度紧扣教学大纲的要求和岗位对人才的需求，结合医学教育发展"大国计、大民生、大学科、大专业"的新定位，在保留中医药特色的基础上，进一步优化学科知识结构体系，注意各学科有机衔接、避免不必要的交叉重复问题。力求教材内容在保证学生满足岗位胜任力的基础上，能够续接研究生教育，使之更加适应中医药人才培养目标和社会需求。

3.内容优化，适应行业发展

教材内容适应行业发展要求，体现医药行业对药学人才在实践能力、沟通交流能力、服务意识和敬业精神等方面的要求；与相关部门制定的职业技能鉴定规范和国家执业药师资格考试有效衔接；体现研究生入学考试的有关新精神、新动向和新要求；注重吸纳行业发展的新知识、新技术、新方法，体现学科发展前沿，并适当拓展知识面，为学生后续发展奠定必要的基础。

4.创新模式，提升学生能力

在不影响教材主体内容的基础上保留第二轮教材中的"学习目标""知识链接""目标检测"模块，去掉"知识拓展"模块。进一步优化各模块内容，培养学生理论联系实践的实际操作能力、创新思维能力和综合分析能力；增强教材的可读性和实用性，培养学生学习的自觉性和主动性。

5.丰富资源，优化增值服务内容

搭建与教材配套的中国医药科技出版社在线学习平台"医药大学堂"（数字教材、教学课件、图片、视频、动画及练习题等），实现教学信息发布、师生答疑交流、学生在线测试、教学资源拓展等功能，促进学生自主学习。

本套教材的修订编写得到了教育部、国家药品监督管理局相关领导、专家的大力支持和指导，得到了全国各中医药院校、部分医院科研机构和部分医药企业领导、专家和教师的积极支持和参与，谨此表示衷心的感谢！希望以教材建设为核心，为高等医药院校搭建长期的教学交流平台，对医药人才培养和教育教学改革产生积极的推动作用。同时，精品教材的建设工作漫长而艰巨，希望各院校师生在使用过程中，及时提出宝贵意见和建议，以便不断修订完善，更好地为药学教育事业发展和保障人民用药安全有效服务！

　　《中药鉴定学实验》为"全国普通高等中医药院校药学类专业第三轮规划教材"之一，根据中药学、药学专业本科人才培养目标定位，以有利于提高学生中药鉴定学的基本技能，有利于培养学生运用知识、理论分析和鉴别中药生产实际中的真伪优劣问题，更好地服务于高等教育教学改革，大力推进精品教材的建设为总指导思想。根据《中国药典》中药质量检验最新技术，结合新版执业药师大纲对中药鉴定能力的要求，制定《中药鉴定学实验》编写大纲，确定总的编写原则和体例，在16所高等院校一线教师参与下编写而成。

　　本实验指导分为总论、各论和附录三部分。总论主要介绍中药鉴定的依据、药材和饮片取样法、来源鉴别法、性状鉴别法、显微鉴别法、理化鉴别法、鉴别新技术。各论介绍显微鉴定的基本技能，包括组织制片技术、显微测量技术、显微特征图的绘制及显微摄影技术；对不同种类的中药，如根及根茎类中药、茎木类中药、皮类中药、叶类中药、花类中药、果实种子类中药、全草类中药、藻菌地衣树脂和其他类中药、动物类中药、矿物类中药等的鉴别方法设置了二十项实验进行实践操作。此外，教材设置了综合性试验，主要包括对药材和饮片灰分、水分、浸出物测定及杂质检查，而中药材DNA分子鉴定、中成药鉴别作为选做实验供教学参考选用。附录包括常用试剂的配制方法和试纸制备方法、中药外源性有害物质测定方法、常用中药鉴定名词术语、部分中药材（饮片）性状特征图等内容。

　　本教材对少数名贵药材的显微鉴别及理化鉴别的内容进行了调整，增加了部分常用中药材（饮片）图片等，进一步完善了文字内容。具体的编写分工是：吴啟南负责总论，各论的实验一至实验三，参加编委有王少男、龙飞、乐巍、姜丹。张慧负责实验四至实验九，参加编委有杨冰月、胡静、祝洪艳、龚玲。付小梅负责实验十至实验十八，参加编委有杨卫丽、赵冬霞、钟世红、黄秦。刘圣金负责实验十九至实验二十三及附录一至附录四，参加编委有付钰、徐宏。

　　本教材主要适用于普通高等院校中药学、药学及相关专业教学使用，教材编写内容上进行了一些探索性的尝试，由于受编者水平及仪器设备技术水平所限，书中存在不足之处在所难免，恳请各位同仁在使用过程中及时提出宝贵意见或建议，以便不断修订和完善。

编　者
2023 年 8 月

目录 CONTENTS

总　论

◈ 第一节　中药鉴定的依据

一、国家药品标准

1.《中华人民共和国药典》　简称《中国药典》（后简称药典），是国家监督管理药品质量的法定技术标准。它规定了药品的来源、质量要求和检验方法，是全国的药品生产、供应、使用、检验和管理部门等单位都必须遵照执行的法定依据。一经颁布实施，其同品种的上版标准或其原国家标准即同时停止使用。《中国药典》（2020 年版）分一部、二部、三部和四部。一部收载药材及饮片、植物油脂和提取物、成方制剂和单味制剂等。

2. 中华人民共和国卫生部药品标准　简称部颁药品标准，补充了同时期该版药典中尚未收载的品种和内容，也是全国各有关单位必须遵照执行的法定药品标准。与中药材相关的主要有中药材部颁标准和进口药材部颁标准，如《中华人民共和国卫生部药品标准》（中药材第一册）、《儿茶等 43 种进口药材质量标准》等。

3.《新药转正标准》　简称《转正标准》，是对原卫生部和原国家食品药品监督管理局批复上市的新药药品标准的汇总，目前共计 88 册，主要为中成药。

4. 地方标准上升为国家药品标准　简称地标升部颁药品标准，共计 13 册，收载中成药品种共计1581 个。

二、地方药品标准

1. 各省、自治区、直辖市中药材标准　各省、自治区、直辖市制订的中药材标准，收载的药材多为国家药品标准未收载的品种而为各省、自治区或直辖市的地区性习惯用药，该地区的药品生产、供应、使用、检验和管理部门必须遵照执行，而对其他省区无法定约束力，但可作为参照执行的标准。

2. 各省、自治区、直辖市中药炮制规范　按药品管理法规定，中药饮片的鉴定必须按照国家药品标准执行，国家药品标准没有规定的，必须按照省、自治区、直辖市人民政府药品监督管理部门制定的炮制规范执行。

◈ 第二节　药材和饮片取样法

药材和饮片取样法是指按《中国药典》的规定选取供检验用药材或饮片的方法。所取样品应具有代表性、均匀性，并留样保存。

一、样品抽取前准备

抽样样品前，应核对品名、产地、规格等级及包件式样是否一致，检查包装的完整性、清洁程度以及有无水迹、霉变或被其他物质污染等情况，并详细记录。凡有异常情况的包件，应单独检验并拍照。

二、从同批药材和饮片包件中抽取供检验用样品的原则

总包件数不足 5 件的，逐件取样；5~99 件，随机抽 5 件取样；100~1000 件，按 5% 比例取样；超过 1000 件的，超过部分按 1% 比例取样；贵重药材和饮片，不论包件多少均逐件取样。

三、每一包件的取样原则

每一包件至少在 2~3 个不同部位各取样品 1 份；包件大的应从 10cm 以下的深处在不同部位分别抽取；对破碎的、粉末状的或大小在 1cm 以下的药材和饮片，可用采样器（探子）抽取样品；对包件较大和个体较大的药材，可根据实际情况抽取有代表性的样品。

四、每一包件的取样量

一般药材和饮片抽取 100~500g；粉末状药材和饮片抽取 25~50g；贵重药材和饮片抽取 5~10g。

五、抽取样品总量

将抽取的样品混匀，即为抽取样品总量。若抽取样品总量超过检验用样品数倍时，可按四分法再取样，即将所有样品摊成正方形，依对角线划 "×"，使分为四等份，取用对角两份；再如上操作，反复数次，直至最后剩余量足够完成所有必要的实验以及留样数为止。

六、最终抽取的供检验用样品量

最终抽取的供检验用样品量一般不得少于检验所需用量的 3 倍，即 1/3 供实验室分析用，另 1/3 供复核用，其余 1/3 留样保存。

◈ 第三节　来源鉴别法

药材来源鉴别法是应用植（动、矿）物的分类学知识，对中药的来源进行鉴定，确定其正确的学名，以保证中药的品种准确无误。

观察原植物标本，应注意根、茎、叶、花、果实、种子等部位的特征，对繁殖器官尤应仔细观察，并做好记录。根据所获得检品的相关信息特征，查阅植物分科、分属、分种检索表，参阅《中国植物志》等有关植物分类学著作及《中华本草》《中药大辞典》等论述中药品种的著作。当初步鉴定出检品的科、属、种时，可以到相关标本馆与已正确鉴定学名的该种标本核对，或请有关专家、植物分类研究单位协助鉴定，获得正确鉴定结果。

原动（矿）物来源鉴别依据动（矿）物分类学知识进行。

◈ 第四节　性状鉴别法

"性状" 是指药材和饮片的形状、大小、表面（色泽与特征）、质地、断面（折断面或切断面）及气味等特征。性状的观察方法主要用感官来进行，如眼看（较细小的可借助于扩大镜或体视显微镜）、

手摸、鼻闻、口尝等方法。

1. 形状　是指药材和饮片的外形。观察时一般不需预处理，如需观察很皱缩的全草、叶或花类时，可先浸湿使软化后，展平，观察。观察某些果实、种子类时，如有必要可浸软后，取下果皮或种皮，以观察内部特征。

2. 大小　是指药材和饮片的长短、粗细（直径）和厚薄。一般应测量较多的供试品，可允许有少量高于或低于规定的数值。测量时应用毫米刻度尺。对细小的种子或果实类，可将每 10 粒种子紧密排成一行，测量后求其平均值。测量时应用毫米刻度尺。

3. 表面　是指在日光下观察药材和饮片的表面色泽（颜色及光泽度）；如用两种色调复合描述颜色时，以后一种色调为主，例如黄棕色，即以棕色为主；以及观察药材和饮片表面的光滑、粗糙、皮孔、皱纹、附属物等外观特征。观察时，供试品一般不作预处理。

4. 质地　是指用手折断药材和饮片时的感官感觉。

5. 断面　是指在日光下观察药材和饮片的断面色泽（颜色及光泽度），以及断面特征。如折断面不易观察到纹理，可削平后进行观察。

6. 气味　是指药材和饮片的嗅感与味感。嗅感可直接嗅闻，或在折断、破碎或搓揉时进行。必要时可用热水湿润后检查。味感可取少量直接口尝，或加热水浸泡后尝浸出液。有毒药材和饮片如需尝味时，应注意防止中毒。

◈ 第五节　显微鉴别法

显微鉴别是指用显微镜对药材（饮片）切片、粉末、解离组织或表面制片及含药材粉末的制剂的组织、细胞或内含物等特征进行鉴别的一种方法。鉴别时选择具有代表性的供试品，根据各品种鉴别项的规定制片。制剂根据不同剂型适当处理后制片。

一、药材（饮片）显微制片

1. 横切片或纵切片制片　取供试品欲观察部位，经软化处理后，用徒手或滑走切片法，切成 10 ～ 20μm 的薄片，必要时可包埋后切片。选取平整的薄片置载玻片上，根据观察对象不同，滴加甘油醋酸试液、水合氯醛试液或其他试液 1 ～ 2 滴，盖上盖玻片。必要时滴加水合氯醛试液后，在酒精灯上加热透化，并滴加甘油乙醇试液或稀甘油，盖上盖玻片。

2. 粉末制片　取供试品粉末过四号或五号筛，挑取少许置载玻片上，滴加甘油醋酸试液、水合氯醛试液，或其他适宜的试液，盖上盖玻片。必要时，按上法加热透化。

3. 表面制片　将供试品湿润软化后，剪取欲观察部位约 4mm²，一正一反置载玻片上，或撕取表皮，加适宜的试液或加热透化后，盖上盖玻片。

4. 解离组织制片　将供试品切成长约 5mm、直径约 2mm 的段或厚约 1mm 的片，如供试品中薄壁组织占大部分，木化组织少或分散存在，采用氢氧化钾法，若供试品质地坚硬，木化组织较多或集成较大群束，采用硝铬酸法或氯酸钾法。

（1）氢氧化钾法　将供试品置于试管中，加 5% 氢氧化钾溶液适量，加热至用玻璃棒挤压能离散为止，倾去碱液，加水洗涤后，取少量置载玻片上，用解剖针撕开，滴加稀甘油，盖上盖玻片。

（2）硝铬酸法　将供试品置于试管中，加硝铬酸试液适量，放置至用玻璃棒挤压能离散为止，倾去酸液，加水洗涤后，照上法装片。

（3）氯酸钾法　将供试品置于试管中，加硝酸溶液（1→2）及氯酸钾少量，缓缓加热，待产生的气泡渐少时，再及时加入氯酸钾少量，以维持气泡稳定地发生，至用玻璃棒挤压能离散为止，倾去酸液，加水洗涤后，照上法装片。

5. 花粉粒与孢子制片 取花粉、花药（或小的花）、孢子或孢子囊群（干燥的供试品浸于冰醋酸中软化），用玻璃棒捣碎，经过滤至离心管中，离心，取沉淀加新鲜配制的醋酐与硫酸（9∶1）的混合液1~3ml，置水浴上加热2~3分钟，离心，取沉淀，用水洗涤2次，取沉淀物少量置载玻片上，滴加水合氯醛试液，盖上盖玻片。或加50%甘油与1%苯酚各1~2滴，用品红甘油胶［取明胶1g，加水6ml，浸泡至溶化，再加甘油7ml，加热并轻轻搅拌至完全混匀，滤于培养皿中，加碱性品红溶液（碱性品红0.1g，加无水乙醇600ml及樟油80ml，溶解）适量，混匀，凝固后即得］封藏。

6. 磨片制片 坚硬的动物类、矿物类药，可采用磨片法制片。选取厚度1~2mm的供试材料，置粗磨石（或磨砂玻璃板）上，加适量水，用食指、中指夹住或压住材料，在磨石上往返磨砺，待两面磨平，且厚度数百微米时，将材料移置细磨石上，加水，用软木塞压在材料上，往返磨砺至透明，用水冲洗，再用乙醇处理和甘油乙醇试液装片。

二、含药材粉末的制剂显微制片

按供试品不同剂型，散剂、胶囊剂（内容物为颗粒状，应研细），可直接取适量粉末；片剂取2~3片，水丸、糊丸、水蜜丸、锭剂等（包衣者除去包衣）取数丸或1~2锭，分别置乳钵中研成粉末，取适量粉末；蜜丸应将药丸切开，从切面由外至中央挑取适量样品或用水脱蜜后，吸取沉淀物少量。根据观察对象不同，分别按粉末制片法制片（1~5片）。

三、细胞壁性质的鉴别

1. 木质化细胞壁 加间苯三酚试液1~2滴，稍放置，加盐酸1滴，因木质化程度不同，显红色或紫红色。

2. 木栓化或角质化细胞壁 加苏丹Ⅲ试液，稍放置或微热，显橘红色至红色。

3. 纤维素细胞壁 加氯化锌碘试液，或先加碘试液湿润后，稍放置，再加硫酸溶液（33→50），显蓝色或紫色。

4. 硅质化细胞壁 加硫酸无变化。

四、细胞内含物性质的鉴别

1. 淀粉粒

（1）加碘试液，显蓝色或紫色。

（2）用甘油醋酸试液装片，置偏光显微镜下观察，未糊化的淀粉粒显偏光现象；已糊化无偏光现象。

2. 糊粉粒

（1）加碘试液，显棕色或黄棕色。

（2）加硝酸汞试液，显砖红色。

供试样品中如含有多量脂肪油，应先用乙醚或石油醚脱脂后进行试验。

3. 脂肪油、挥发油、树脂

（1）加苏丹Ⅲ试液，显橘红色、红色或紫红色。

（2）加90%乙醇，脂肪油和树脂不溶解（蓖麻油及巴豆油例外），挥发油则溶解。

4. **菊糖**　加 10% α－萘酚乙醇溶液，再加硫酸，显紫红色并溶解。

5. **黏液**　加钌红试液，显红色。

6. **草酸钙结晶**

（1）加稀醋酸不溶解，加稀盐酸溶解而无气泡发生。

（2）加硫酸溶液（1→2），逐渐溶解，片刻后析出针状硫酸钙结晶。

7. **碳酸钙结晶（钟乳体）**　加稀盐酸溶解，同时有气泡发生。

8. **硅质**　加硫酸不溶解。

◈ 第六节　理化鉴别法

理化鉴别是指利用某些物理的、化学的或仪器分析方法，鉴定中药的真实性、安全性和品质优劣程度的方法。通过理化鉴定法可对中药所含的有效成分或特征性成分及有害物质进行定性、定量分析。

一、化学定性分析

利用中药中的化学成分能与某些试剂产生特殊的颜色、沉淀或结晶等反应来鉴别中药的真实性。一般在试管中进行，亦有直接在药材或饮片切片或粉末上进行，以了解该成分所存在的部位。如将番木鳖横剖开，于剖面上滴加 1% 钒酸铵的硫酸溶液，胚乳部分即显紫色（示番木鳖碱）；延胡索稀醋酸提取液，加碘化汞钾试液，产生淡黄色沉淀（示生物碱）。

二、荧光分析

中药材或饮片中的某些化学成分，能在自然光或紫外光下产生荧光现象。将药材（包括断面、浸出物等）或经酸、碱处理后，置紫外灯下约 10cm 处观察所产生的荧光。除另有规定外，紫外光灯的波长为 365nm。如黄连饮片在紫外灯下显金黄色荧光，木质部尤为显著；秦皮的水浸液在自然光下显淡蓝色荧光。药材表面如附有地衣或有某些霉菌和霉菌素时，也会有荧光现象，应注意区别。

三、微量升华

中药材或饮片中有些成分，在一定温度下可以升华凝聚成一定的结晶体。取金属片或载玻片，置于石棉网上，在金属片或载玻片上放一高约 8mm 的金属圈，圈内放置适量供试品粉末，圈上覆盖载玻片，在石棉网下用酒精灯缓缓加热，至粉末开始变焦，灭火待冷，载玻片上有升华物凝集。将载玻片反转后，置显微镜下观察结晶形状、色泽，或取升华物加试液观察反应。如大黄粉末在酒精灯上加热有升华物产生，低温时呈黄色针状结晶，高温时呈片状和羽状结晶。黄色结晶体遇稀碱液，溶解呈红色。

四、显微化学分析

显微化学分析是指将中药材或饮片的切片、粉末或浸出物等置于载玻片上，加某些化学试液后产生沉淀或结晶，在显微镜下观察其形状和颜色进行鉴别。如丁香切片滴加 3% 氢氧化钠的氯化钠饱和溶液，油室内有针状丁香酚钠结晶析出。利用显微和化学方法，确定中药有效成分在中药组织构造中的部位，称显微化学定位试验。如北柴胡横切片加 1 滴无水乙醇－浓硫酸（1∶1）液，在显微镜下观察可见木栓层、栓内层和皮层显黄绿色至蓝绿色，示其有效成分柴胡皂苷存在于以上部位。

五、色谱法

色谱法是中药化学成分分离和鉴别的重要方法之一，由于现代色谱技术具有分离和分析两种功能，非常适合成分复杂的中药的真实性鉴定和质量评价，既可做定性鉴别，又可做定量分析。根据分离方法，色谱法可分为纸色谱法、薄层色谱法、柱色谱法、气相色谱法、高效液相色谱法、电泳色谱法等。

六、分光光度法

分光光度法是通过测定被测物质在特定波长处或波长范围内的吸光度或发光强度，对该物质进行定性和定量分析的方法。分光光度法包括紫外－可见分光光度法、红外分光光度法和原子吸收分光光度法。常用的波长范围为：$200 \sim 400\mathrm{nm}$ 的紫外光区，$400 \sim 760\mathrm{nm}$ 的可见光区，$760 \sim 2500\mathrm{nm}$ 的近红外光区和 $2.5 \sim 25\mu\mathrm{m}$（或按波数计为 $4000 \sim 400\mathrm{cm}^{-1}$）的红外光区。所用仪器为紫外分光光度计、可见光分光光度计（或比色计）、红外分光光度计或原子吸收分光光度计。

七、电感耦合等离子体质谱法

电感耦合等离子体质谱法是将被测物质用电感耦合等离子体离子化后，按离子的质荷比分离，测量各种离子谱峰的强度的一种分析方法。该方法适用于元素分析。

八、色谱－光谱联用仪分析法

色谱技术分离能力强、分析速度快，是复杂混合物分析的首选技术，但在对未知物定性方面难以给出可靠的信息。光谱技术如质谱（MS）、红外光谱（IR）和核磁共振波谱（NMR）等，具有很强的鉴定未知物结构的能力，却不具有分离能力。对于中药的多成分复杂体系，联用技术将成为通用而适用的定性及定量分析技术。目前，在中药鉴定中，常用的联用技术有气相色谱－质谱（GC－MS）、气相色谱－红外光谱（GC－IR）、高效液相色谱－质谱（HPLC－MS）、超高效液相色谱－质谱（UPLC－MS）及高效液相色谱－核磁共振波谱（HPLC－NMR）等。

九、膨胀度测定法

膨胀度是药品膨胀性质的指标，是指按干燥品计算，每 1g 药品在水或其他规定的溶剂中，在一定的时间与温度条件下膨胀后所占有的体积（ml）。主要用于含黏液质、胶质和半纤维素类的天然药品。

测定法：根据供试品的特性或按药典规定的量取样，必要时按规定粉碎。称定重量（准确至 0.01g），置膨胀度测定管中（全长 160mm，内径 16mm，刻度部分长 125mm，分度 0.2ml）在 $20 \sim 50\mathrm{℃}$ 条件下，加水或规定的溶剂 25ml，密塞，振摇，静置。除另有规定外，开始 1 小时内每 10 分钟振摇一次，然后静置 4 小时，读取药物膨胀后的体积（ml），再静置 1 小时，如上读数，至连续两次读数的差异不超过 0.1ml 为止。每一样品同时测定 3 份，各取最后一次读取的数值按下式计算，求其平均数，即得供试品的膨胀度（准确至 0.1）。

$$S = V/W$$

式中，S 为膨胀度；V 为药物膨胀后的体积，ml；W 为样品按干燥品计算的重量，g。

十、水分测定法

药材中含有一定量的水分，如过量，不仅会霉烂变质，导致害虫生长，尚可使有效成分分解，特别是含苷类成分的药材，因此药典对一些药材规定了水分的限量。测定方法参见"实验二十一"。

十一、灰分测定法

药材取自大自然，采收后虽经产地加工，但不可避免地会带有一些无机物或掺杂物如泥砂等，为了控制药材的纯度，《中国药典》对一些药物规定了总灰分和酸不溶性灰分的限量，总灰分包括植物体细胞组织及其内含物如各类结晶体等灰化的残留物（又称"生理灰分"）和外界的无机掺杂物灰化的残留物。酸不溶性灰分，大部分是外界的无机掺杂物灰化的残留物。测定方法参见"实验二十一"。

十二、浸出物测定法

目前，很多药材的有效成分尚不清楚，或已知的有效成分尚无精确的定量方法，浸出物的测定是最常用的控制质量的指标。药典对一些药材规定了水溶性浸出物、醇溶性浸出物或挥发性醚浸出物的限量。如当归用70%乙醇作溶剂，采用热浸法测定，其浸出物不得少于45.0%。地龙以水作溶剂，采用热浸法测定，其浸出物不得少于16.0%。供测定用的供试品应粉碎，使能通过2号筛，并混合均匀。测定方法参见"实验二十一"。

十三、挥发油测定法

某些中药材或饮片含挥发油成分，挥发油可随水蒸气同时蒸馏出来，而挥发油又不溶于水中，在蒸馏液冷却后，油水自行分离，便可测定药材中挥发油的含量。测定用的供试品，除另有规定外，应粉碎能使通过2~3号筛，并混合均匀。测定方法分为甲法和乙法，甲法适用于测定相对密度在1.0以下的挥发油，乙法适用于测定相对密度在1.0以上的挥发油。

十四、pH 测定法

有些中药材或饮片含有多量的有机酸成分，如木瓜，药典则规定其 pH 应为 3~4。除另有规定外，多测其水溶液，水溶液的 pH 应以玻璃电极为指示电极，用酸度计进行测定。酸度计应定期检定，使精密度和准确度符合要求。

十五、折光率测定法

光线自一种透明介质进入另一透明介质的时候，由于光线在两种介质中的传播速度不同，使光线在两种介质的平滑界面上发生折射。常用的折光率系指光线在空气中传播的速度与在供试品中传播速度的比值。测定折光率可以区别不同的油类或检查某些药品的纯杂程度。根据折射定律，折光率是光线入射角的正弦与折射角的正弦的比值，即

$$n = \sin i / \sin r$$

式中，n 为折光率；$\sin i$ 为光线的入射角的正弦；$\sin r$ 为折射角的正弦。

《中国药典》系用钠光谱的 D 线（589.3nm）测定供试品相对于空气的折光率（如用阿培折光计，可用白光光源），除另有规定外，供试品温度为20℃。

十六、旋光度测定法

有些中药材或饮片含有具光学活性的成分，如薄荷的挥发油，当直线偏振光通过含有某些光学活性

的化合物液体或溶液时，能引起旋光现象，使偏振光的平面向左或向右旋转。此种旋转在一定的条件下，有一定的度数，称为旋光度。偏振光透过长 1dm 并每 1ml 中含有旋光性物质 1g 的溶液，在一定波长与温度下测得的旋光度称为比旋度。测定比旋度（或旋光度）可以区别或检查某些药品的纯杂程度，亦可用以测定含量。

《中国药典》系用钠光谱的 D 线（589.3nm）测定旋光度，除另有规定外，测定管长度为 1dm（如使用其他管长，应进行换算），温度为 20℃。用读数至 0.01° 并经过检定的旋光计。

十七、酸败度测定法

酸败是指油脂或含油脂的种子类药材和饮片，在贮藏过程中发生复杂的化学变化，生成游离脂肪酸、过氧化物和低分子醛类、酮类等产物，出现特异嗅味，影响药材和饮片的感观和质量。

本方法通过测定酸值、羰基值和过氧化值，以检查药材和饮片中油脂的酸败度。

（一）油脂的提取

除另有规定外，取供试品 30 ~ 50g（根据供试品含油脂量而定），研碎成粗粉，置索氏提取器中，加正己烷 100 ~ 150ml（根据供试品取样量而定），置水浴上加热回流 2 小时，放冷，用 3 号垂熔玻璃漏斗滤过，滤液置水浴上减压回收溶剂至尽，所得残留物即为油脂。

（二）酸败度的测定

1. 酸值的测定 取油脂，照脂肪与脂肪油测定法（《中国药典》通则 0713）测定。

2. 羰基值的测定 羰基值系指每 1kg 油脂中含羰基化合物的毫摩尔数。

除另有规定外，取油脂 0.025 ~ 0.5g，精密称定，置 25ml 量瓶中，加甲苯适量溶解并稀释至刻度，摇匀。精密量取 5ml，置 25ml 具塞刻度试管中，加 4.3% 三氯醋酸的甲苯溶液 3ml 及 0.05% 2,4 - 二硝基苯肼的甲苯溶液 5ml，混匀，置 60℃ 水浴中加热 30 分钟，取出冷却，沿管壁缓缓加入 4% 氢氧化钾的乙醇溶液 10ml，加乙醇至 25ml，密塞，剧烈振摇 1 分钟，放置 10 分钟，以相应试剂作空白，照紫外 - 可见分光光度法（通则 0401）在 453nm 的波长处测定吸光度，按下式计算：

$$供试品的羰基值 = \frac{A \times 5}{854 \times W} \times 1000$$

式中，A 为吸光度；W 为油脂的重量，g；854 为各种羰基化合物的 2,4 - 二硝基苯胺衍生物的摩尔吸收系数平均值。

3. 过氧化值的测定 过氧化值系油脂中过氧化物与碘化钾作用，生成游离碘的百分数。

除另有规定外，取油脂 2 ~ 3g，精密称定，置 250ml 的干燥碘瓶中，加三氯甲烷 - 冰醋酸（1:1）混合溶液 30ml，使溶解。精密加新制碘化钾的饱和溶液 1ml，密塞，轻轻振摇半分钟，在暗处放置 3 分钟，加水 100ml，用硫代硫酸钠滴定液（0.01mol/L）滴定至溶液呈浅黄色时，加淀粉指示液 1ml，继续滴定至蓝色消失；同时做空白试验，照下式计算：

$$供试品的过氧化值 = \frac{(A - B) \times 0.001\ 269}{W} \times 100$$

式中，A 为油脂消耗硫代硫酸钠滴定液的体积，ml；B 为空白试验消耗硫代硫酸钠滴定液的体积，ml；W 为油脂的重量，g；0.001 269 为硫代硫酸钠滴定液（0.01mol/L）1ml 相当于碘的重量，g。

◇ 第七节　鉴别新技术

随着现代数码技术、自然科学技术的发展，许多高新技术和新学科理论不断应用到中药鉴定领域，使中药鉴定学成为多学科的汇集点，并向高速化、信息化、标准化方向迈进。

一、数码成像技术

数码成像技术是指在成像平面上用电荷耦合器件（CCD）、互补金属氧化物半导体（CMOS）等光电面阵器件，接受图像信息的数码成像系统。数码相机及摄像机是数码成像技术的实施设备。其技术系统包括：①拍摄系统，拍摄远距和近距图像的望远数码相机及显微镜用数码目镜。②数码输出系统，底片扫描仪、打印输出及数码扩印系统等。数码成像技术的发展，使中药原植物及中药材（饮片）的原色鉴定已经实现了近于图像传真、复制和扫描的逼真与完美程度，能清晰地展现原植物和中药材（饮片）固有形态或性状特征；显微成像技术使中药材（饮片）的内部结构和粉末特征以近似于100%的真实度展现给体验者。数码成像技术具有形象性强、适用性广泛、操作简单、储存方便等特点，目前已广泛应用与中药材（饮片）的基原鉴别、性状鉴别和显微鉴别。

二、指纹图谱技术

中药指纹图谱是指中药原料药材、饮片、半成品或成品等经过适当处理后，采用一定的分析手段，得到的能够标示其特征的共有峰的图谱。中药指纹图谱是一种综合的、可量化的鉴定手段，它建立在中药成分系统分析的基础上，通过指纹图谱的特征性表征，能有效地鉴别样品的真伪或产地；也可通过指纹图谱主要特征峰的面积及其相对比例确定来控制样品的质量。

按测定手段不同，中药指纹图谱分为化学（成分）指纹图谱和生物指纹图谱。化学（成分）指纹图谱多运用色谱、光谱技术测定，包括色谱指纹图及光谱指纹图；而中药生物指纹图谱则包括中药基因组学指纹图谱、中药蛋白组学指纹图谱。目前以薄层色谱（TLC）指纹图谱、高效液相色谱（HPLC）指纹图谱、气相色谱（GC）指纹图谱、高速逆流色谱（HSCCC）指纹图谱等色谱指纹图谱和脱氧核糖核酸（DNA）指纹图谱较为常用。

三、DNA 分子遗传标记技术

DNA 分子遗传标记技术是根据不同生物种类中药个体遗传物质 DNA 的差异来鉴定中药的一种技术。通过选择适当的 DNA 分子遗传标记技术，能在属、种、亚种、居群或个体水平上对研究对象进行准确的鉴别。这种方法比形态、组织和化学水平的检测更具有特征性和专属性。该技术在近缘中药品种鉴定、动物类中药鉴定、药材道地性鉴定、野生品与栽培（养殖）品的鉴定等方面均有应用。

DNA 分子遗传标记技术包括三类。一类是以电泳技术和分子杂交技术为核心的分子标记技术，其代表性技术为限制性内切酶片段长度多态性（restriction fragment length polymorphism，RFLP）和 DNA 指纹技术（DNA fingerprinting）；一类是以电泳技术和 PCR 聚合酶链式反应（polymerase chain reaction，PCR）技术为核心的分子标记技术，其代表性技术为随机扩增多态性 DNA（random amplified polymorphic DNA，RAPD）和扩增片段长度多态性（amplified restriction fragment length polymorphism，AFLP）等；一类是以 DNA 序列为核心的分子标记技术，其代表性技术有内转录间隔区（internal transcribed spacers，ITS）测序分析技术。

中药材 DNA 条形码分子鉴定指导原则：本法适用于中药材（包括药材及部分饮片）及基原物种的鉴定。DNA 条形码分子鉴定法是利用基因组中一段公认的、相对较短的 DNA 序列来进行物种鉴定的一种分子生物学技术，是传统形态鉴别方法的有效补充。由于不同的物种的 DNA 序列是由腺嘌呤（A）、鸟嘌呤（G）、胞嘧啶（C）、胸腺嘧啶（T）四种碱基以不同顺序排列组成，因此对某一特定 DNA 片段序列进行分析即能够区分不同物种。

实验所用仪器有电子天平、离心机、PCR 仪、电泳仪和测序仪。测定的步骤主要包括供试品处理、DNA 提取、DNA 条形码序列 PCR 扩增、电泳检测和序列测定、序列拼接及结果判定。

本实验的注意事项主要有：①实验场所应具备分子生物学实验室的基本条件。②本法暂不适用于混合物与炮制品的鉴定及硫黄熏蒸等造成不适用的情况。③为防止外源微生物污染，实验前需将实验用具进行高压灭菌，并用 75% 乙醇擦拭药材表面。有些药材本身含有内生真菌，如果内生真菌存在于药材的外围组织，则选用内部组织进行实验。如果真菌遍布整个药材，植物类药材需选用 psbA – trnH 条形码（真菌内不含有该基因片段），不能选用 ITS2 序列。以确保序列鉴定准确，可在 GenBank 数据库应用 BLAST 方法对所获 ITS2 序列进行检验。④本法用于鉴定药材的基原物种，不能确定药用部位。⑤必要时结合其他鉴别方法综合判断。⑥各基原物种的种内变异范围（种内遗传距离阈值）应在药材品种项下具体明确。

四、植物代谢组学技术

植物代谢组学是以植物为研究对象的代谢组学，是对植物抽提物中代谢物进行高通量、无偏差全面分析的技术，研究不同物种、不同基因类型或不同生态类型的植物在不同生长时期或受某种刺激干扰前后的所有小分子代谢产物，对其进行定性、定量分析，并找出代谢变化的规律。

色谱与质谱联用技术是目前植物代谢组学研究广泛应用的技术，如 GC/MS，HPLC/Q – TOF，HPLC/ESI/MS，HILIC/ESI/MS，HPLC/PDA/ESI/MS/MS，UPLC/ESI/MS，LC/NMR 等。高分辨核磁共振氢谱（^{1}H NMR）被认为是目前代谢组学研究最有力的分析手段之一。傅里叶变换红外光谱质谱联用（FTIR/MS）最近也被应用于植物代谢组学分析。FTIR/MS 具有扫描速度快、光通量大、高分辨率、高信噪比及测定光谱范围宽的特点。

各 论

◈ 第一节　显微鉴定基本技能

实验一　组织制片技术

一、目的要求

1. 掌握徒手制片、粉末制片、表面制片、解离组织片的制片方法。
2. 了解整体封固制片法、石蜡制片法、冰冻切片法、滑走切片法。

二、主要仪器、试剂及材料

1. 仪器　生物显微镜、酒精灯、盖玻片、载玻片、镊子、解剖针、擦镜纸、吸水纸、火柴、绘图铅笔（HB、2H、4H）、直尺、单（双）面刀片或剃刀、徒手切片器、培养皿等。

2. 试剂　甘油、水、水合氯醛试液、甘油醋酸试液、间苯三酚试液、浓盐酸、10%硝酸、10%铬酸、浓硝酸、氯酸钾、5%~15%的氢氧化钾溶液等。

3. 材料　制作徒手切片和表面制片，可选用新鲜药材；制作粉末片，选用干燥药材的粉末；虎杖饮片等。

三、实验内容

1. 徒手制片法　系用刀片或徒手切片器将材料切成薄片，可在显微镜下观察组织构造、细胞特征的制片法；新鲜材料应除净泥砂，干燥材料需浸软后切片。本方法简便快速，能保持植物体原有结构的真像、色彩和内含物，适合于临时制片观察或显微化学实验，其缺点是切片较厚且厚薄不均一，不适合长期保存。

（1）取材、固定与切片　选择已软化的中药材适当部位，切割成长2~3cm的小段，用拇指及食指和中指夹住材料，下端用无名指托住，另手持刀片，自左向右移动手腕，牵拽切片，动作要轻而快，力求切片薄而完整，操作时材料的断面与刀口须经常用水湿润。对于叶片或柔软的材料，需用稍坚固且易切的胡萝卜、马铃薯或实心大通草等将材料夹住进行切片。

（2）装片　将切好的薄片，用毛笔小心地移入盛有清水的培养皿中浸泡，取载玻片滴加甘油或试液，用镊子或毛笔将切片移于其上，再滴1滴甘油于片上，加上盖玻片，即可作临时制片观察；也可将薄片滴加水合氯醛试液加热透化，再滴加稀甘油，加上盖玻片后进行观察。加盖玻片时，应尽量避免产生气泡。

2. 粉末制片法　将药材研粉，过筛（50~80目）后制片。此法是鉴定中药材最常用的方法之一，简便快速，主要鉴别细胞的形态特征。特别坚硬的药材可用锉刀将其锉成粉末。取粉末少许，置于洁净的载玻片上，滴加1~2滴蒸馏水或甘油醋酸试液，加上盖玻片，置显微镜下，可观察细胞中的不溶性物质如淀粉粒、脂肪油滴、色素颗粒等。如要观察细胞的形态特征，则应采用滴加水合氯醛加热透化后装片，以除去细胞中的淀粉、油脂等，增加细胞壁的折光率，从而使细胞的形态更加清晰。为防止水合氯醛结晶析出，水合氯醛透化后应滴加甘油盖上盖玻片，擦净溢出液即可观察。

3. 表面制片法 多用于对叶片、果实或草本植物茎表皮组织的观察，可观察到表皮细胞形态、气孔类型、毛茸特征和着生情况等。通常用眼科镊子夹住叶片或果实等的表面，轻轻撕取其表皮层置于载玻片上的水、甘油或水合氯醛试液内，注意其上表面朝上方，加盖盖玻片，置显微镜下进行观察。

4. 解离制片法 系利用化学试剂使植物体的细胞与细胞间的中层物质溶解，细胞相互分离的方法。适用于研究细胞的立体形态结构，尤其适宜观察导管、管胞、石细胞和纤维等增厚壁的状况。欲解离的材料，需先切割成2mm的薄片。根据选用解离的试剂不同分以下几种。

（1）氢氧化钾法 适用于柔软的植物材料。将切割好的材料置于坩埚中，加5%氢氧化钾溶液适量，加热至用玻棒挤压能离散为止。如离析的材料稍硬，可用6%~10%氢氧化钾液加热使之离析，尚可更换一次试液。待材料能被轻压离散时，倾去碱液，用水洗至中性，即可取所需部位加稀甘油制片观察。用氢氧化钾溶液能逐渐除去细胞中的淀粉、蛋白质、油脂及色素，其作用较水合氯醛强，并能使细胞膨胀，若作用时间较长，能使纤维性组织解离，并可引起薄壁组织的破坏和变形。所以加热处理时间不宜太长。

（2）硝酸-铬酸法 适用于木质化组织，如木材、根、茎、树皮等材料，将材料放入坩埚或试管中，加10%硝酸与10%铬酸的等量混合液，其量为材料的20倍，放置浸渍的时间，视材料的性质而异，一般为1~2天或更长的时间；也可以采用加温的办法来缩短浸渍时间，以材料用玻棒轻压，可以离散为度，然后用水洗至中性，即可制片观察。

硝酸和铬酸均为强氧化剂，解离速度较快，如解离柔软较嫩的材料，应注意掌握时间，经硝酸、铬酸解离的材料，草酸钙、碳酸钙结晶及淀粉粒、脂肪油等均已消失。

（3）氯酸钾法 适用于坚硬的材料，如木类及某些果实、种子坚硬的果皮、种皮等。将材料置坩埚或小烧杯中，加50%硝酸试液约5ml及氯酸钾粉少量，缓缓加热至沸，当气泡渐少时，再及时加入少量的硫酸钾，以维持气泡稳定产生（15~20分钟），至材料能分离开时，倾去试液，加水洗涤数次，即可制片观察。采用此解离法制片需在通风处进行，以防氯气中毒。

5. 整体封固制片法 某些体积很小或呈扁平状的材料，如花瓣、花萼、雄蕊、柱头，或纤细苔藓类、藻类、菌类的叶状体及丝状体等，可不经切片操作，直接将材料的整体用水、甘油醋酸试液或水合氯醛装片进行观察。也可将材料用水浸泡展开后移入10%甘油水中，置干燥器内，待水分全部蒸发后，封藏于纯甘油或甘油明胶内，盖上盖玻片，这样可保存材料原有的颜色。如需染色，可按照染色程序操作，再经脱水透明封藏于加拿大树胶中，则可作永久保存。花粉粒和孢子制片：取花药或小的花朵或子囊群（干燥品浸入冰醋酸中软化），用玻璃棒捣碎，过滤，于离心管中，离心取沉淀加新配制的醋酐与硫酸（9∶1）的混合液1~3ml，水浴中加热2~3分钟，离心，取沉淀用水洗涤2次，加50%甘油与1%苯酚3~4滴，用品红甘油胶封藏观察。也可用水合氯醛试液装置观察。

6. 石蜡制片法 以石蜡为支持剂包埋材料，用切片机切片。可制成极薄的连续切片，适用于研究工作及制作教学用片。进行细胞学研究，一般切成3~5~8μm；进行组织学研究多切成8~15μm，制作的切片可以长期保存。但操作步骤较多，要求精细，否则会引起细胞变形或有些细胞内含物失去。

石蜡制片的原理是将石蜡渗透到材料内部各细胞之中，起支持作用，以利切片机切片。但石蜡不溶于水或乙醇中，却能溶于二甲苯，二甲苯能溶于乙醇中，不溶于水。细胞内充满水分，为使支持剂石蜡能充填到各个细胞内，必须用乙醇取代细胞中的水分，用二甲苯取代乙醇，再用石蜡取代二甲苯，石蜡凝固使材料具有一定的硬度，便于固定到切片机上进行切片。其具体步骤如下。

（1）取材 取材要有代表性，注意取材的时间、部位和方向。植物的不同生长期，其组织构造或代谢产物会有差异，有些植物的器官其上、中、下的构造也不尽相同，如中药材白术、秦艽等。一般将新鲜材料洗净泥土，根、根茎、茎、木、皮等视其直径的大小，用利刀切割成 0.2～0.5cm 长度为宜，直径应小于盖玻片，叶或苞片，多自叶脉处切割，带有部分叶肉组织，果实、种子应剖开。干燥材料需泡软后进行切割取材。

（2）固定、冲洗 固定是借用化学药品的作用，使新鲜材料细胞组织的形态结构保持原来的真像。常用的固定液有 F.A.A. 固定液，F.A.A. 除有杀生固定作用，尚可用作保存剂。经固定后的材料，需流水冲洗至中性，必要时需在抽气管中抽气，即可进行脱水。固定的时间为 10～24 小时或更长。干燥药材不用固定。

（3）脱水 为了使二甲苯充填到各个细胞内以利石蜡的引入，必须除净细胞内的水分。乙醇是常用的脱水剂，它能和水分及二甲苯任意混溶并相互取代。将材料浸入各级（30%、40%、50%、60%、70%、80%、90%、100%）乙醇中，一般每隔 1～3 小时更换一级乙醇，高浓度乙醇中时间不宜过长，否则会引起组织收缩，细胞变形，无水乙醇中需更换一次，每次 0.5～1 小时，以利脱水彻底，若脱水不彻底，则石蜡不能充满整个细胞，从而导致制片失败。

（4）透明 透明的目的在于引入石蜡充满各个细胞。常用的透明剂为二甲苯。在透明过程中，为防止材料收缩变脆，应由低浓度到高浓度分级进行，一般用 25%、50%、75%、100% 的二甲苯，配制时必须用无水乙醇，进入纯二甲苯时，需更换一次试剂，至材料完全透明，当细胞内均充满二甲苯时，即可浸蜡。

（5）浸蜡 浸蜡的目的是将支持剂石蜡引入细胞中，进而取代二甲苯。加固体石蜡（熔点 52～55℃，生物制片用）时，应由少增多，分次加入，最后换入纯蜡，在一定温度下，约 55℃，使石蜡充满整个组织细胞内即可进行包埋，当材料进入纯蜡时，应更换一次纯蜡。

（6）包埋 将材料及已熔融的石蜡倾入预制好的纸盒中，补充适量已熔融的石蜡，迅速用预热的镊子将材料排列整齐后，将纸盒移置冷水面上，待蜡面冷凝成膜时，再将纸盒全部浸入冷水中，使其全部冷却凝固，即成蜡块，供切片用。

（7）切片 将包埋有材料的蜡块切成适当大小，粘固于小木块上或固着器上，修正蜡块，使材料位于中央后，固定于切片机上，调好刀的角度及切片的厚度，进行切片。切出的薄片需在显微镜下检查方向正确否，常以导管为基准，然后切成 10～15μm 厚的蜡片带。

（8）粘贴 取洁净的载玻片，涂上少许蛋白粘贴剂，滴加清水，移蜡片于水面，在 45℃ 左右的烘台上烘片使蜡片展平，倒去余水，烘干蜡片，以供脱蜡染色。或将蜡片放在 45℃ 左右的温水中烫平，然后贴于涂有蛋白粘贴剂的载玻片上（如材料的直径较小，可不加黏附剂），注意蜡片内材料放置的方向和位置，除去多余的水分，然后在烘箱内低温烘干蜡片，供脱蜡染色。在烘干蜡片过程中，切片应竖起，防止因水分蒸发而造成切片内含气泡。

（9）脱蜡 将烘干的粘有材料的玻片浸于纯二甲苯中 10～15 分钟，以溶去渗入材料组织中的石蜡。再移入二甲苯与无水乙醇的等量混合液中，浸 5～10 分钟，而后再移入无水乙醇中浸 5～10 分钟，以除尽石蜡及余下的二甲苯。此过程在染色缸中进行。

（10）染色制片 将溶去石蜡的切片材料逐级浸入 95%、80%、65%、50% 的各级乙醇中，每级 5～10 分钟，移入番红乙醇液中进行染色，一般需要进行 1～4 小时以上，擦净残留液体，检查木化的组织是否被染成红色，再依次移入60%、80%、95%乙醇液中（必要时70%乙醇可微呈酸性），以洗去薄壁细胞被染上的红色；移入固绿溶液进行二重染色，1~2分钟后，取出擦净残留液体，检查木化组织是否仍为红色，薄壁组织是否被染成绿色，移入95%、100%乙醇（二次），洗涤脱水后，移入50%二甲苯和纯二甲苯（二次），进行透明，每级需2~3分钟，如发现溶液或切片出现乳浊现象，说明脱水不完全，应重新脱水。此系列过程均在染色缸中进行。

（11）封藏和贴标签　将染色片擦净残留液，滴加1~2滴加拿大树脂或中性树脂后，轻轻盖上清洁的盖玻片，需防止盖入气泡，放搪瓷盘中，自然干燥或置恒温箱中，40℃左右干燥2~4小时以上，取出于载玻片左面贴上标签，即成为某中药的永久制片。

7. 全自动石蜡制片　近年来，随着医学的发展，全自动制片法带来了高效、安全和良好的效果。全自动石蜡制片主要包括全封闭组织自动脱水机、自动染色机、自动包埋机（含冷却台）及自动切片机等部分。

全封闭组织自动脱水机型号进口的有 Tissue - Tek VIP⁵ Jr、Leica ASP 全封闭组织自动脱水机等，国产的有 HD - 300、KL - I 全封闭组织自动脱水机等，是一种电控自动仪器，用脱水剂把组织中水分脱去，有利于组织的透明与透蜡，使石蜡支持组织保持原来状态并变硬以便包埋成块，达到组织的永久保存。组织脱水处理选择的时间间隔，是由脱水机的一个定时盘上定时旋钮所控制。自动染色机的型号有 SAKURA Tissue - Tek DRS、Leica ST5010、HD - 360 等。将所需要的药液配置好后，放在装置的规定位置，把贴附着未染色检体的载片玻璃装入载片筐，使载片筐按设定的程序浸入药液，自动进行染色处理。自动包埋机的型号有 TISSUE - TEK TEC 全自动包埋作业台、Leica EG 全自动包埋机、Histostar 全自动包埋机、HD - 310B 触摸频全自动包埋机等。以键盘操作即可简单、确切地进行温度设定，可根据需要设定自动启动、停机时间，包埋台和冷却台可以自由排列等。全自动石蜡切片机的型号有 Leica RM2255 全自动轮转式切片机、ERM4000 全自动石蜡切片机等。步进马达带动进样和切片，自动、单片、手动三种切片模式自动设定。切片、修片、计数都可以通过控制面板进行简便的操作。尚有半自动、手动轮转式切片机等。

8. 冰冻制片法　冰冻切片法是利用滑走切片机或旋转切片机，装上特别设计的冷冻器而进行切片。此种方法以水为支持剂，适用于含水分较多的材料。这种方法制片，可以保存材料中所含的各种成分及细胞内含物如脂肪或橡胶类物质，由于材料在瞬时之间冻死，细胞可以保持原来生活的状态，很少有收缩的情况。医学上常用此法，将新鲜组织切成薄片，以作病症之急速诊断。

（1）冰冻制片的原理　降温使材料冷冻成固定的形态进行切片。冷冻的方式有固体的二氧化碳（又称干冰）蒸发、液体二氧化碳的扩散或半导体降温。将材料冷冻在固着器上，切片刀也应是低温，进行切片。

（2）切片方法　将新鲜柔软的材料直接冷固在固着器上，或将材料在维持基（2%~5%的阿拉伯胶或动物胶）内放置6~12小时（37℃），再移到10%的胶液中6~12小时处理后，固定在固着器上进行切片。切片时要注意调节控制温度，温度过低易卷片而使组织破碎，应稍停片刻再切片；温度较高，切片不成形，组织易破碎，甚至维持基溶化不能固着材料而无法切片。

9. 滑走制片法　一般使用推拉式切片机。适用于较硬的材料，但不能切成连续的切片带，且切片也较石蜡切片为厚。材料不得经过特殊的处理，如材料较软，可用辅助物帮助固定，以利切片。

四、作业

制作横切面徒手切片、表面制片、粉末制片、解理组织片各一张，并观察其组织特征。

实验二　显微测量技术

一、目的要求

1. 掌握显微测微尺的校正和使用方法。
2. 掌握显微组织摄影技术。

二、仪器、试剂及材料

1. 仪器　生物显微镜、目镜测微尺、载台测微尺、酒精灯、盖玻片、载玻片、镊子、解剖针、擦镜纸、吸水纸、火柴等。

2. 试剂　水合氯醛试液、甘油醋酸试液等。

3. 材料　大黄、肉桂粉末。

三、实验内容

显微测量，是指用目镜测微尺，在显微镜下测量细胞及细胞内含物等的大小。显微测微尺，包括目镜测微尺和载物台测微尺。

（1）目镜测微尺　放在目镜筒内的一种标尺，为一个直径 18～20mm 的圆形玻璃片，中央刻有精确等距离的平行线刻度，常为 50 格或 100 格（图 2－1a）。

（2）载物台测微尺　在特制的载玻片中央粘贴一刻有精细尺度的圆形玻片。通常将长 1mm（或 2mm）精确等分成 100（或 200）小格，每一小格长为 10μm，用以标定目镜测微尺（图 2－1b）。

（3）目镜测微尺的标定　用以确定使用同一显微镜及特定倍数的物镜、目镜和镜筒长度时，目镜测微尺上每 1 格所代表的长度。

取载物台测微尺置显微镜的载物台上，在高（或低）倍物镜下，将测微尺刻度移至视野的中央。将目镜测微尺（正面向上）放入目镜镜筒内，旋转目镜，并移动载物台测微尺，使目镜测微尺的"0"刻度线与载物台测微尺的某刻度线相重合，然后再找第二条重合刻度线，根据两条重合线间两种测微尺的小格数，计算出目镜测微尺每一小格在该物镜条件下相当的长度（μm），如图 2－1c 所示，目镜测微尺 77 个小格（0～77）与载物台测微尺的 30 小格（0.7～1.0）相当，已知载物台测微尺每一小格的长度为 10μm。目镜测微尺每一小格长度为：$10 \times 30 \div 77 = 3.8 \mu m$。

当测定时用不同的放大倍数时，应分别标定。

（4）测量方法　将需测量的目的物显微制片置显微镜载物台上，用目镜测微尺测量目的物的小格数，乘以每一小格的 μm 数。通常是在高倍镜下测量，但欲测量较长的目的物，如纤维、导管、非腺毛等的长度时，需在低倍镜下测量。

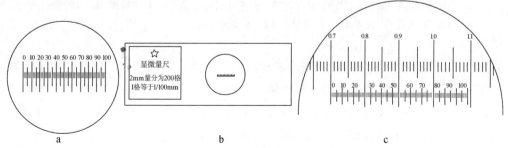

图 2－1　显微测微尺

a. 目镜测微尺　b. 载物台测微尺　c. 表示视野中目镜测微尺与载物台测微尺上的重合线

四、作业

测量大黄粉末显微特征中簇晶的直径及肉桂粉末特征中韧皮纤维的长度和直径。

实验三　显微图的绘制及显微摄影技术

一、显微图的绘制

在中药的性状和显微鉴定工作中，墨线图可以集中地突出表现实物的主要特征，有些特征用图比摄影照片效果还好，因此除去用文字记录观察到的外形、组织、细胞及内含物特征外，有时还需要绘出中药材的外形和显微图，以补充文字叙述的不足。绘制精确的图形要根据观察的实物进行，对所要描绘的特征要仔细观察后，再进行描绘。因此，绘图是中药鉴定和研究工作中的一项基本技能。绘图的精确与好坏，明显地影响中药鉴定和研究的结果与质量。中药鉴定工作中，常用绘图方法有徒手绘图法和显微描绘法两种，若按绘图工具则常分铅笔绘图法和墨线绘图法两种。绘制显微组织简图，要用通用的代表符号来表示，要求比例正确、形态逼真、结构清楚。对中药性状图要求富有立体感，不能随意夸张和任意涂影。要正确绘出实物的立体结构图，必须有一定的透视知识，如前大、后小，近明、远暗，透视方向一致等基础知识。常用的各种组织简图代表符号见图 2 - 2。

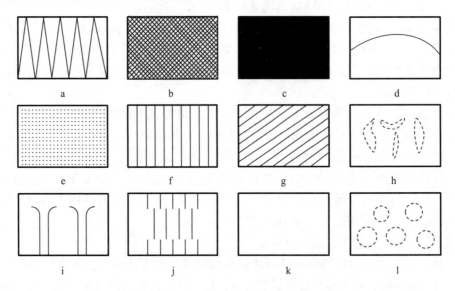

图 2 - 2　组织简图各部位表示符号

a. 木栓层　b. 厚角组织、纤维束　c. 石细胞　d. 形成层　e. 韧皮部　f. 木质部　g. 木质部
h. 裂隙　i. 射线　j. 绿色组织　k. 皮层、髓部　l. 分泌组织

1. 绘图的一般原则　①一切结构均用线条来表示。线条要求粗细均匀，圆滑，明暗一致。②所有结构线条不能用尺或其他圆规或曲线板等工具代画，必须徒手作图，以表示生物的自然形态。③显示立体结构可用透视线条来表示。对球形、圆柱体或圆锥体的立体结构可以用圆点衬托明暗光线的方式，而不可用任何涂影来表示。点要小而圆，由密到稀逐步过渡。④各部位应先画出引线再注文字。引线用直尺画实线来表示，要求细直、均匀、不交叉，以免误指。图内的结构名称，可直接用文字写明，也可用数码代注，再在图下集中注明。注字书写要求清楚、端正。图下需注明标本的名称、部位和放

大倍数。

2. 徒手绘图法的步骤 ①选择最典型的标本或结构。②仔细观察各部位的形状和结构及其间的比例关系和较明显的立体结构。③用较淡的铅笔（2H 或 4H），按照实物或显微图像的比例关系和立体投影画出轮廓草图，经反复对照修改后，再用较浓的铅笔（HB 或 2B）绘出修改图。④画引线，注字。

二、显微摄影技术

中药显微摄影是指利用显微镜观察、拍摄肉眼观察不到的中药特征的技术，特征包括中药材（饮片）表面、断面及粉末，常用作资料保存、科学研究和交流。现阶段显微摄影以数码拍摄为主，相较于胶片拍摄，具有浏览拍摄、拍摄后即时查看、无废片等优势；另外，将拍摄后的照片导入分析软件即可得出分析结果，实验操作的连续性较好。

1. 实验材料 显微用切片、装片，实物标本。

2. 实验仪器 Olympus BH2 研究用显微镜，Olympus BX61 荧光显微镜，Olympus SZX16 体视荧光显微镜（分别代表普通显微镜、荧光显微镜、体视显微镜，用于显微摄影），Pixera CCD 数码拍摄单元。

3. 实验步骤

（1）开机　显微镜开机后，打开电脑电源开关和数码相机电源开关。

（2）调试显微镜并观察　将玻片或实物材料置于载物台，调试光源强度和观察对象位置，调校合焦直至获得清晰的视野；实物较大时，可在拍摄对象的边缘放置标尺以便记录大小。

（3）显微图像拍摄。

1）打开电脑中安装的软件程序，如 Pixera Pro 150 显微数码相机随机软件。

2）启动程序后，进入软件界面，点击相机控制窗口按钮（一般为相机图形）。调出拍摄界面窗口，激活预览拍摄按钮（一般为绿色的标志，示通行），进入实时拍摄界面。

3）拍摄参数设置：为保证图像质量，在拍摄前，需要对相关参数进行设置，常用的参数如下。

①模式设置：根据成像需要，选择黑白或者 RGB 彩色模式。

②拍摄场景设置：根据拍摄对象和要求，选择明场拍摄、荧光拍摄等。

③焦距设置：点击开启焦距指示模式，会有合焦指示出现，一般为两条颜色醒目的指示线，两条线越靠近，说明合焦准确。如果不合焦，需要手动调节显微镜焦距，此时，焦距指示线会有变化。

④分辨率选择：在存储允许的条件下，选择高分辨率，方便后期的图片处理。

⑤白平衡选择：一般选择自动白平衡。软件处理时，有白平衡选项，可以选择自动白平衡或手动白平衡，设定所拍图片的色温情况，获得合适而真实的色彩还原。荧光显微拍摄时，因镜下荧光微弱，选择黑平衡校正，以便获得清晰的荧光图片；调校黑白平衡时点击工具栏上的按钮，然后点击图像上的白/黑色部分，便完成校正。为获得良好的拍摄效果，荧光显微常选择 CCD 数码相机进行拍摄。

⑥曝光模式设置选择：设置曝光模式、曝光时间、曝光补偿、感光度等。这些参数，可以在后期处理时调校，而且可能更优化，所以不建议前期调校。

三、作业

1. 写出显微图绘制的要领。

2. 拍摄一组某药材的显微组织图。

◎ 第二节　根及根茎类中药

实验四　根及根茎类中药鉴别（一）

一、目的要求

1. 掌握下列药材及饮片的性状鉴别特征：狗脊、绵马贯众、骨碎补、细辛、大黄、拳参、虎杖、何首乌、牛膝、川牛膝、商陆、银柴胡、太子参、威灵仙、川乌、草乌、附子。

2. 掌握大黄、绵马贯众、威灵仙、川乌的显微鉴别特征。

3. 掌握大黄、牛膝的理化鉴别方法。

二、仪器、试剂及材料

1. **仪器**　显微鉴定常用实验器具（生物显微镜、载玻片、盖玻片、镊子、解剖针、擦镜纸、吸水纸、刀片、培养皿）、紫外灯（365nm）、量筒、试管、锥形瓶、烧杯、酒精灯、石棉网、三脚架、铁圈、微量升华装置、滤纸、吸管。

2. **试剂**　蒸馏水、甲醇、45%乙醇、生理盐水、2%红细胞混悬液、10%氨水、氢氧化钾（钠）试液、甘油醋酸试液、水合氯醛试液。

3. **材料**　大黄根茎横切片及粉末，绵马贯众叶柄基部、威灵仙根、棉团铁线莲根、东北铁线莲根、川乌根、紫萁贯众叶柄基部、何首乌块根、牛膝根、川牛膝根、银柴胡根横切片。

三、实验内容

1. 性状鉴定

（1）狗脊（Cibotii Rhizoma）　呈不规则的长块状；表面深棕色，残留金黄色绒毛；上面有数个红棕色的木质叶柄，下面残存黑色细根。质坚硬，不易折断。无臭，味淡、微涩。

饮片　生狗脊：呈不规则长条形或圆形；切面浅棕色，较平滑，近边缘处有1条棕黄色隆起的木质部环纹或条纹，边缘不整齐，偶有金黄色绒毛残留；质脆，易折断，有粉性。熟狗脊：呈黑棕色，质坚硬。烫狗脊片：形如狗脊片，表面略鼓起，棕褐色。气微、味淡、微涩。

（2）绵马贯众（Dryopteridis Crassirhizomatis Rhizoma）　呈长倒卵形，略弯曲，上端钝圆或截形，下端较尖，有的纵剖为两半；表面黄棕色至黑褐色，密被排列整齐的叶柄残基及鳞片；叶柄残基呈扁圆形，表面有纵棱线，质硬而脆，断面略平坦，棕色，有黄白色维管束5~13个，环列；每个叶柄残基的外侧常有3条须根；鳞片条状披针形，全缘，常脱落。

饮片　生绵马贯众：呈不规则的厚片或碎块；根茎外表皮黄棕色至黑褐色，多被有叶柄残基，有的可见棕色鳞片。切面淡棕色至红棕色，有黄白色维管束小点，环状排列。气特异，味初淡而微涩，后渐苦、辛。绵马贯众炭：呈不规则厚片或碎片。表面焦黑色，内部焦褐色，味涩。

（3）骨碎补（Drynariae Rhizoma）　呈扁平长条状，多弯曲，有分枝；表面密被深棕色至暗棕色的小鳞片，柔软如毛；经火燎者呈棕褐色或暗褐色；两侧及上表面均具突起或凹下的圆形叶痕，少数有叶柄残基和须根残留；体轻，质脆，易折断。断面红棕色，维管束呈黄色点状，排列成环。气微，味淡、微涩。

饮片 生骨碎补：呈不规则厚片；表面深棕色至棕褐色，常残留细小棕色的鳞片，有的可见圆形的叶痕。切面红棕色；维管束黄色，点状排列成环；气微，味淡、微涩。烫骨碎补：形如骨碎补或片，表面黄棕色至深棕色。体膨大鼓起，质轻、酥松。

（4）细辛（Asari Radix et Rhizoma） 北细辛常卷曲成团；根茎横生呈不规则圆柱状，具短分枝，长 1~10cm，直径 0.2~0.4cm；表面灰棕色，粗糙，有环形的节，节间长 0.2~0.3cm，分枝顶端有碗状的茎痕。根细长，密生节上，长 10~20cm，直径 0.1cm；表面灰黄色，平滑或具纵皱纹；有须根和须根痕。质脆，易折断，断面平坦，黄白色或白色。气辛香，味辛辣、麻舌。

汉城细辛：根茎直径 0.1~0.5cm，节间长 0.1~1cm。

华细辛：根茎长 5~20cm，直径 0.1~0.2cm，节间长 0.2~1cm。气味较弱。

饮片 呈不规则的段；根茎呈不规则圆形，外表皮灰棕色，有时可见环形的节；根细，表面灰黄色，平滑或具纵皱纹。切面黄白色或白色。气辛香，味辛辣、麻舌。

（5）大黄（Rhei Radix et Rhizoma） 呈类圆柱形、圆锥形、卵圆形或不规则块状；除尽外皮者表面黄棕色至红棕色，有的可见类白色网状纹理及星点（异型维管束）散在，残留的外皮棕褐色，多具绳孔及粗皱纹。质坚实，有的中心稍松软，断面淡红棕色或黄棕色，显颗粒性；根茎髓部宽广，有星点环列或散在；根木部发达，具放射状纹理，形成层环明显，无星点。气清香，味苦而微涩，嚼之黏牙，有沙粒感。

饮片 生大黄：呈不规则类圆形厚片或块，大小不等。外表皮黄棕色或棕褐色，有纵皱纹及疙瘩状隆起。切面黄棕色至淡红棕色，较平坦，有明显散在或排列成环的星点，有空隙。酒大黄：形如大黄片，表面深棕黄色，有的可见焦斑。微有酒香气。熟大黄：呈不规则块片，表面黑色。断面中间隐约可见放射状纹理；质坚硬，气微香。大黄炭：形如大黄片，表面焦黑色，内部深棕色或焦褐色。具焦香气。

（6）拳参（Bistortae Rhizoma） 呈扁长条形或扁圆柱形；弯曲，有的对卷弯曲，两端略尖，或一端渐细；表面紫褐色或紫黑色，粗糙，一面隆起，一面稍平坦或略具凹槽，全体密具粗环纹，有残留须根或根痕。质硬，断面浅棕红色或棕红色，维管束呈黄白色点状，排列成环。气微，味苦、涩。

饮片 呈类圆形或近肾形的薄片；外表皮紫褐色或紫黑色。切面棕红色或浅棕红色，平坦，近边缘有一圈黄白色小点（维管束）。气微，味苦、涩。

（7）虎杖（Polygoni Cuspidati Rhizoma et Radix） 多为圆柱形短段或不规则厚片；外皮棕褐色，有纵皱纹和须根痕。切面皮部较薄，木部宽广，棕黄色，射线放射状，皮部与木部较易分离。根茎髓中有隔或呈空洞状。质坚硬。气微，味微苦、涩。

饮片 呈不规则厚片。外表皮棕褐色，有时可见纵皱纹及须根痕；切面皮部较薄，木部宽广，棕黄色，射线放射状，皮部与木部较易分离；根茎髓中有隔或呈空洞状。质坚硬。气微，味微苦、涩。

（8）何首乌（Polygoni Multiflori Radix） 呈团块状或不规则纺锤形；表面红棕色或红褐色，皱缩不平，有浅沟，并有横长皮孔样突起和细根痕。体重，质坚实，不易折断，断面浅黄棕色或浅红棕色，显粉性；皮部有 4~11 个类圆形异型维管束环列，形成云锦状花纹；中央木部较大，有的呈木心。气微，味微苦而甘涩。

饮片 生何首乌：呈不规则的厚片或块；外表皮红棕色或红褐色，皱缩不平，有浅沟，并有横长皮孔样突起及细根痕。切面浅黄棕色或浅红棕色，显粉性；有的皮部可见云锦状花纹；中央木部较大，有的呈木心。气微，味微苦而甘涩。制何首乌：呈不规则皱缩的块片，厚约 1cm。表面黑褐色或棕褐色，凹凸不平。质坚硬，断面角质样，棕褐色或黑色。气微，味微甘而苦涩。

（9）牛膝（Achyranthis Bidentatae Radix） 呈细长圆柱形，挺直或稍弯曲，长 15～70cm，直径 0.4～1cm；表面灰黄色或淡棕色，有微扭曲的细纵皱纹、排列稀疏的侧根痕和横长皮孔样的突起。质硬脆，易折断，受潮后变软。断面平坦，淡棕色，略呈角质样而油润；中心维管束木质部较大，黄白色；其外周散有多数黄白色点状维管束，断续排列成 2～4 轮。气微，味微甜而稍苦涩。

饮片 牛膝：呈圆柱形的段；外表皮灰黄色或淡棕色，有微细的纵皱纹及横长皮孔。质硬脆，易折断，受潮变软。切面平坦，淡棕色或棕色，略呈角质样而油润，中心维管束木部较大，黄白色，其外围散有多数黄白色点状维管束，断续排列成 2～4 轮。气微，味微甜而稍苦涩。酒牛膝：形如牛膝段，表面颜色略深，偶有焦斑。微有酒香气。

（10）川牛膝（Cyathulae Radix） 呈近圆柱形，微扭曲，向下略细或有少数分枝，长 30～60cm，直径 0.5～3cm；表面黄棕色或灰褐色；具纵皱纹、支根痕和多数横长的皮孔样突起。质韧，不易折断。断面浅黄色或棕黄色；维管束点状，排列成数轮同心环。气微，味甜。

饮片 生川牛膝：呈圆形或椭圆形薄片；外表皮黄棕色或灰褐色。切面浅黄色至棕黄色；可见多数排列成数轮同心环的黄色点状维管束。气微，味甜。酒川牛膝：形如川牛膝片，表面棕黑色。微有酒香气，味甜。

（11）商陆（Phytolaccae Radix） 为横切或纵切的不规则块片，厚薄不等。外皮灰黄色或灰棕色。横切片弯曲不平，边缘皱缩；切面浅黄棕色或黄白色，木部隆起，形成数个突起的同心性环轮。纵切片弯曲或卷曲；木部呈平行条状突起。质硬。气微，味稍甜，久嚼麻舌。

饮片 生商陆：为不规则厚片。横切面有突起的"罗盘纹"。醋商陆：形如商陆片（块）。表面黄棕色，微有醋香气，味稍甜，久嚼麻舌。

（12）银柴胡（Stellariae Radix） 呈类圆柱形，偶有分枝。表面浅棕黄色至浅棕色，有扭曲的纵皱纹和支根痕，多具孔穴状或盘状凹陷，习称"砂眼"；从砂眼处折断可见棕色裂隙中有细砂散出。根头部略膨大，有密集呈疣状突起的芽苞、茎或根茎的残基，习称"珍珠盘"。质硬而脆，易折断，断面不平坦，较疏松，有裂隙，皮部甚薄，木部有黄、白色相间的放射状纹理。气微，味甘。

饮片 呈圆形或椭圆形薄片；外表面浅棕黄色至浅棕色。横切面质地较紧密；木质部有黄白相间的放射状纹理。气微，味甘。

（13）太子参（Pseudostellariae Radix） 呈细长纺锤形或细长条形，稍弯曲。表面灰黄色至黄棕色，较光滑，微有纵皱纹，凹陷处有须根痕。顶端有茎痕。质硬而脆，断面较平坦，周边淡黄棕色，中心淡黄白色，角质样。气微，味微甘。

（14）威灵仙（Clematidis Radix et Rhizoma） 威灵仙根茎呈柱状，长 1.5～10cm，直径 0.3～1.8cm；表面淡棕黄色；顶端残留茎基；质较坚韧，断面纤维性；下侧着生多数细根。根呈细长圆柱形，稍弯曲，长 7～15cm，直径 0.1～0.3cm；表面黑褐色，有细纵纹；有的皮部脱落，露出黄白色木部；质硬脆，易折断，断面皮部较广，木部淡黄色，略呈方形，皮部与木部间常有裂隙。气微，味淡。

棉团铁线莲：根茎呈短柱状，长 1～4cm，直径 0.5～1cm；根长 4～20cm，直径 0.1～0.2cm；表面棕褐色至棕黑色；断面木部圆形。味咸。

东北铁线莲：根茎呈柱状，长 1～11cm，直径 0.5～2.5cm；根较密集，长 5～23cm，直径 0.1～0.4cm。表面棕黑色；断面木部近圆形。味辛辣。

饮片 呈不规则的段；表面黑褐色、棕褐色或棕黑色；有细纵纹，有的皮部脱落，露出黄白色木部。切面皮部较广，木部淡黄色，略呈方形或近圆形，皮部与木部间常有裂隙。

（15）川乌（Aconiti Radix） 呈不规则的圆锥形，稍弯曲，顶端常有残茎，中部多向一侧膨大；表面棕褐色或灰棕色，皱缩，有小瘤状侧根及子根脱离后的痕迹。质坚实，断面类白色或浅灰黄色，形成层环纹呈多角形。气微，味辛辣、麻舌。

饮片　生川乌：性状同药材。制川乌：为不规则或长三角形的片。表面黑褐色或黄褐色，有灰棕色形成层环纹。体轻，质脆，断面有光泽。气微，微有麻舌感。

（16）草乌（Aconiti Kusnezoffii Radix）　呈不规则长圆锥形，略弯曲。顶端常有残茎和少数不定根残基，有的顶端一侧有一枯萎的芽，一侧有一圆形或扁圆形不定根残基。表面灰褐色或黑棕褐色，皱缩，有纵皱纹、点状须根痕及数个瘤状侧根。质硬。断面灰白色或暗灰色，有裂隙；形成层环纹多角形或类圆形，髓部较大或中空。气微，味辛辣、麻舌。

饮片　生草乌：性状同药材制草乌：为不规则圆形或近三角形的片。表面黑褐色，断面有灰白色多角形形成层环及点状维管束，并有空隙，周边皱缩或弯曲。质脆。气微，味微辛辣，稍有麻舌感。

（17）附子（Aconiti Lateralis Radix Praeparata）　呈圆锥形；表面灰黑色；顶端有凹陷的芽痕；周围有瘤状突起的支根（习称"钉角"）。体重，质硬。气微，味咸而麻，刺舌。

饮片　盐附子：呈圆锥形，表面灰黑色，被盐霜，顶端有凹陷的芽痕，周围有瘤状突起的支根或支根痕。体重，横切面灰褐色，可见充满盐霜的小空隙和多角形形成层环纹，环纹内侧导管束排列不整齐。气微，味咸而麻、刺舌。

黑顺片：为纵切片，上宽下窄。外皮黑褐色，切面暗黄色，油润具光泽，半透明状，并有纵向导管束。质硬而脆，断面角质样，气微，味淡。

白附片：无外皮，黄白色，半透明。

淡附片：呈纵切片，上宽下窄，外皮褐色，切面褐色，半透明，有纵向导管束。质硬，断面角质样。气微，味淡，口尝无麻舌感。

炮附片：形如黑顺片与白附片。表面鼓起，黄棕色。质松脆，气微，味淡。

2. 显微鉴定

（1）重点观察　绵马贯众叶柄基部横切面：表皮为 1 列外壁增厚的小形细胞，常脱落。下皮为 10 余列多角形厚壁细胞，棕色至褐色；基本组织细胞排列疏松，细胞间隙中有单细胞的间隙腺毛，头部呈球形或梨形，内含棕色分泌物。周韧维管束 5～13 个，环列；每个维管束周围有 1 列扁小的内皮层细胞，凯氏点明显，有油滴散在，其外有 1～2 列中柱鞘薄壁细胞；薄壁细胞中含棕色物和淀粉粒。（图 2－3）

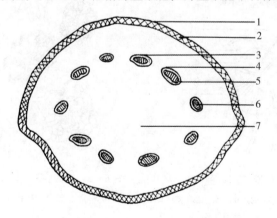

图 2－3　绵马贯众（叶柄基部）横切面简图

1. 表皮　2. 厚壁组织　3. 分体中柱　4. 内皮层　5. 韧皮部　6. 木质部　7. 薄壁组织

大黄根茎横切面：木栓层和栓内层多已除去；韧皮部筛管群明显；形成层成环；木质部射线较密，导管非木化，稀疏排列；髓部宽广，常见黏液腔及红棕色物；散生或环列异型维管束，形成层成环，木质部位于形成层外方，韧皮部位于形成层内方，射线呈星状射出。薄壁组织内散有黏液腔，薄壁细胞含大型草酸钙簇晶及淀粉粒。（图2-4）

大黄粉末：先以甘油醋酸试液装片，观察淀粉粒的类型和形状特点。淀粉粒甚多，单粒类球形或多角形，直径3~45μm，脐点星状；复粒由2~8分粒组成。再以水合氯醛试液透化装片镜检。草酸钙簇晶直径20~160μm，有的至190μm，棱角多短钝；导管非木化，主要为网纹导管，少数为具缘纹孔导管、螺纹导管及环纹导管。（图2-5）

威灵仙根横切面：威灵仙表皮细胞外壁增厚，棕黑色。皮层宽，均为薄壁细胞，外皮层细胞切向延长；内皮层明显。韧皮部外侧常有纤维束和石细胞，纤维直径18~43μm。形成层明显。木质部全部木化。薄壁细胞含淀粉粒。（图2-6）

棉团铁线莲根横切面：外皮层细胞多径向延长，紧接外皮层的1~2列细胞壁稍增厚。韧皮部外侧无纤维束和石细胞。

东北铁线莲根横切面：外皮层细胞径向延长，老根略切向延长。韧皮部外侧偶有纤维和石细胞。

川乌根横切面：后生皮层为棕色木栓化细胞；皮层薄壁组织偶见石细胞，单个散在或数个成群，类长方形、方形或长椭圆形，胞腔较大；内皮层不甚明显。韧皮部散有筛管群；内侧偶见纤维束。形成层类多角形。其内外侧偶有一至数个异型维管束。木质部导管多列，呈径向或略呈"V"形排列。髓部明显。薄壁细胞充满淀粉粒。（图2-7）

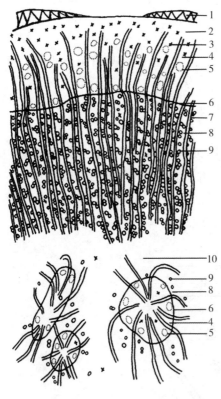

图2-4 大黄（根茎）横切面简图
1. 木栓层 2. 皮层 3. 簇晶 4. 韧皮部 5. 黏液腔
6. 形成层 7. 射线 8. 木质部 9. 导管 10. 髓

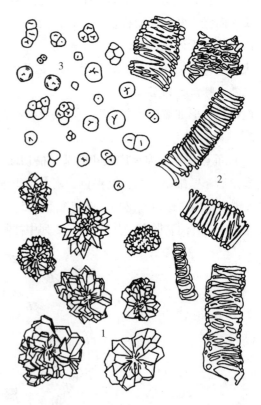

图2-5 大黄（掌叶大黄）粉末图
1. 草酸钙簇晶 2. 导管 3. 淀粉粒

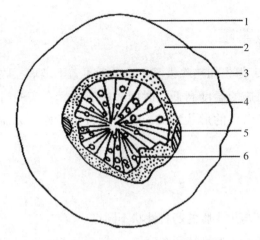

图2-6 威灵仙（根）横切面简图
1. 表皮 2. 皮层 3. 内皮层 4. 韧皮部
5. 韧皮纤维及石细胞 6. 木质部

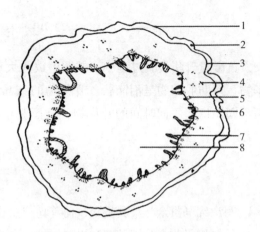

图2-7 川乌（根）横切面简图
1. 后生皮层 2. 石细胞 3. 内皮层 4. 筛管群
5. 韧皮部 6. 形成层 7. 木质部 8. 髓

（2）选择观察 紫萁贯众叶柄基部横切面：表皮黄色，多脱落。下皮为10余列棕色厚壁细胞组成的环带；内皮层明显。周韧维管束"U"形，韧皮部有红棕色的分泌细胞散在；木质部管胞聚集成8～11群，呈半圆形排列；维管束凹入侧有厚壁组织。薄壁细胞含淀粉粒。

何首乌块根横切面：木栓层为数列细胞，充满棕色物。韧皮部较宽，散有类圆形异型维管束4～11个，为外韧型，导管稀少。根的中央形成层成环；木质部导管较少，周围有管胞和少数木纤维。薄壁细胞含草酸钙簇晶和淀粉粒。

牛膝根横切面：木栓层为数列扁平细胞，切向延伸。栓内层较窄。异型维管束外韧型，断续排列成2～4轮，最外轮的维管束较小，有的仅一至数个导管，束间形成层连接成环，向内维管束较大；木质部主要由导管及小的木纤维组成，根中心木质部集成2～3群。薄壁细胞含有草酸钙砂晶。

川牛膝根横切面：木栓细胞数列。栓内层窄。中柱大，三生维管束外韧型，断续排列成4～11轮；内侧维管束的束内形成层可见；木质部导管多单个，常径向排列，木化；木纤维较发达，有的切向延伸或断续连接成环；中央次生构造维管系统常分成2～9股，有的根中心可见导管稀疏分布。薄壁细胞含草酸钙砂晶、方晶。

银柴胡根横切面：木栓细胞数列至10余列。栓内层较窄。韧皮部筛管群明显。形成层成环。木质部发达，射线宽至10余列细胞。薄壁细胞含草酸钙砂晶，以射线细胞中为多见。

3. 理化鉴定

（1）大黄 ①取本品粉末0.2g，加甲醇2ml，温浸10分钟，放冷；取上清液10μl，点于滤纸上，以45%乙醇展开，取出，晾干，放10分钟；置于365nm紫外灯下观察，不得显持久亮紫色荧光。②取大黄粉末少许进行微量升华，由低温至高温收集升华物镜检，依次见菱形、针状、羽毛状黄色结晶；结晶加氢氧化钾（钠）试液或氨水，则溶解并显红色（检查蒽醌类衍生物）。③取少许大黄粉末置滤纸上，加氢氧化钾（钠）试液，滤纸染成红色（检查蒽醌类衍生物）。

（2）牛膝 ①取本品粉末少许，加10倍量水，充分振摇，产生大量泡沫，经久不散（检查皂苷）。②取牛膝粉末1g，加生理盐水10ml浸泡，微热数分钟，滤过。取滤液2ml，滴入2%红细胞液，见红细胞浮于上层，10分钟后红细胞液由浑浊变澄清，透明，长时间放置后则底部见浅棕色沉淀析出。取载玻片滴入1～2滴红细胞液，镜检观察红细胞；再滴加1～2滴牛膝的生理盐水试液；镜检，见红细胞渐渐破裂，最后消失（检查皂苷）。③牛膝药材折断面于紫外灯下观察，显浅蓝紫色荧光；再滴加10%氨水，则显浅黄绿色荧光。

四、实验注意事项

大黄微量升华实验过程中，铁圈中放入大黄粗粉后，需先加热除去其中水分后再盖上玻璃板收集升华物，以防收集物呈泪滴状。升华物的结晶形状与加热的温度高低、时间长短有关，在实验时应收集不同温度、不同时间的升华物，全面观察结晶可能出现的形状特征。收集后直接镜检，无需加盖玻片。

五、作业

1. 写出绵马贯众与紫萁贯众，何首乌与白首乌，牛膝与川牛膝的药材性状不同点。
2. 绘制绵马贯众叶柄基部和川乌根横切面简图，大黄粉末鉴别特征图。
3. 记录大黄、牛膝理化鉴定的结果。

实验五　根及根茎类中药鉴别（二）

一、目的要求

1. 掌握下列药材及饮片的性状鉴别特征：白头翁、白芍、赤芍、黄连、升麻、防己、北豆根、延胡索、板蓝根、地榆、苦参、山豆根、葛根、甘草、黄芪。
2. 掌握黄连、甘草的显微鉴别特征。
3. 掌握黄连、延胡索、甘草的理化鉴别方法。
4. 掌握黄连小檗碱含量测定方法。

二、仪器、试剂及材料

1. 仪器　显微鉴定常用实验器具、索氏提取器、5ml 量瓶、25ml 量瓶、试管、烧杯、漏斗、分液漏斗、天平、紫外灯、冷凝器、烧瓶、蒸发皿、超声仪器、高效液相色谱仪。

2. 试剂　蒸馏水、甲醇、乙醇、正丁醇、乙醚、乙酸乙酯、甲酸、冰醋酸、盐酸、1% 氢氧化钠水溶液、10% 硫酸乙醇溶液、1% 铁氰化钾溶液、1% 三氯化铁溶液、重铬酸钾试液、0.05mol/L 硫酸溶液、0.25mol/L 硫酸溶液、30% 硝酸溶液、5% 没食子乙醇溶液、稀醋酸、碘化铋钾试液、碘化汞钾试液、含氯石灰、盐酸小檗碱对照品、甘草酸铵对照品。

3. 材料　味连、延胡索粉末，甘草、黄连对照药材，黄连根茎、甘草根、北豆根根茎、山豆根根、黄芪根、红芪根横切片。

三、实验内容

1. 性状鉴定

（1）白头翁（Pulsatillae Radix）　呈类圆柱形或圆锥形，表面黄棕色或棕褐色；皮部易脱落；根头部稍膨大，有白色绒毛。气微，味微苦涩。

饮片　呈类圆形的片。外表皮黄棕色或棕褐色，具不规则纵皱纹或纵沟，近根头部有白色绒毛。切面皮部黄白色或淡黄棕色，木部淡黄色。气微，味微苦涩。

（2）白芍（Paeoniae Radix Alba）　呈圆柱形；表面类白色或淡棕红色；质坚实，不易折断。断面较平坦，类白色或微带棕红色，形成层环明显，射线放射状。气微，味微苦、酸。

饮片　生白芍：呈类圆形的薄片；表面淡棕红色或类白色，平滑。切面类白色或微带棕红色，形成层环明显，可见稍隆起的筋脉纹呈放射状排列。气微，味微苦、酸。炒白芍：形如白芍片。表面微黄色或淡棕黄色，有的偶见焦斑。气微香。酒白芍：形如白芍片，表面微黄色或淡棕黄色，有的可见焦斑。微有酒香气。

（3）赤芍（Paeoniae Radix Rubra）　呈圆柱形，表面棕褐色，粗糙，有的外皮易脱落。质硬而脆，易折断。断面粉白色或粉红色；皮部窄，木部放射状纹理明显，有的有裂隙。气微香，味微苦、酸涩。

饮片　为类圆形切片；外表皮棕褐色。切面粉白色或粉红色，皮部窄，木部放射状纹理明显，有的有裂隙。

（4）黄连（Coptidis Rhizoma）　有不规则结节状隆起；有的可见须根或膜质鳞叶；有的节间表面平滑如茎秆，习称"过桥"。断面木部金黄色，髓部、皮部红棕色。味极苦。

味连：多集聚成簇，常弯曲，形如鸡爪。

雅连：多为单枝，略呈圆柱形，微弯曲，"过桥"较长。

云连：弯曲呈钩状，多为单枝，较细小。

饮片　生黄连片：呈不规则的薄片；外表皮灰黄色或黄褐色，粗糙，有细小的须根。切面或碎断面鲜黄色或红黄色，具放射状纹理。气微，味极苦。酒黄连：形如黄连片，色泽加深，略有酒气。姜黄连：形如黄连片，表面棕黄色，有姜的辛辣味。萸黄连：形如黄连片，表面棕黄色，有吴茱萸的辛辣味。

（5）升麻（Cimicifugae Rhizoma）　呈不规则的长形块状；表面黑褐色或棕褐色，粗糙不平，有坚硬的细须根残留；上面有数个圆形空洞的茎基痕，洞内壁显网状沟纹；下面凹凸不平，具须根痕。体轻质坚，断面纤维性。气微，味微苦而涩。

饮片　呈不规则的薄片或厚片。切面有放射状网状条纹。

（6）防己（Stephaniae Tetrandrae Radix）　呈不规则圆柱形、半圆柱形或块状，多弯曲；在弯曲处常有深陷横沟而呈结节状的瘤块样。断面平坦，灰白色，富粉性，木部有排列较稀疏的放射状纹理（习称"车轮纹"）。气微，味苦。

饮片　呈类圆形或半圆形的厚片；外表面淡灰黄色。切面灰白色，粉性，有稀疏的放射状纹理。气微，味苦。

（7）北豆根（Menispermi Rhizoma）　呈细长圆柱形；表面黄棕色至暗棕色，外皮易剥落。质韧，折断面纤维性，中心有髓。

饮片　呈类圆形厚片；切面有纤维性，中心有髓。气微，味苦。

（8）延胡索（Corydalis Rhizoma）　呈不规则的扁球形；表面黄色或黄褐色，有不规则网状皱纹。顶端有略凹陷的茎痕，底部常有疙瘩状突起。断面黄色，角质样，有蜡样光泽。气微，味苦。

饮片　生延胡索：呈不规则的圆形厚片；外表皮黄色或黄褐色，有不规则细皱纹。切面黄色，角质样，具蜡样光泽。气微，味苦。醋延胡索：形如延胡索或片，表面和切面黄褐色，质较硬。微具醋香气。

（9）板蓝根（Isatidis Radix）　呈圆柱形；表面淡灰黄色或淡棕黄色；根头略膨大，可见暗绿色或暗棕色轮状排列的叶柄残基和密集的疣状突起。体实，质略软，断面皮部黄白色，木部黄色。气微，味微甜后苦涩。

饮片　呈圆形的厚片；外表皮淡灰黄色至淡棕黄色，有纵皱纹。切面皮部黄白色，木部黄色。气微，味微甜后苦涩。

（10）地榆（Sanguisorbae Radix）　地榆呈不规则纺锤形或圆柱形；表面灰褐色至暗棕色；断面较平坦，粉红色或淡黄色；木部略呈放射状排列。气微，味微苦涩。绵地榆（长叶地榆）断面红棕色或棕紫色，皮部有多数黄白色或黄棕色绵状纤维。气微，味微苦涩。

饮片　生地榆：呈不规则的类圆形片或斜切片；外表皮灰褐色至深褐色。切面较平坦，粉红色、淡黄色或黄棕色；木部略呈放射状排列；或皮部有多数黄棕色绵状纤维。气微，味微苦涩。地榆炭：形如饮片地榆，表面焦黑色，内部棕褐色。具焦香气，味微苦涩。

（11）苦参（Sophorae Flavescentis Radix）　呈长圆柱形，下部常有分枝，表面灰棕色或棕黄色，具纵波纹和横长皮孔样突起。外皮薄，多破裂反卷，易剥落，剥落处显黄色，光滑。折断面纤维性；切面黄白色，具放射状纹理和裂隙，有的具异型维管束呈同心性环列或不规则散在。气微，味极苦。

饮片　呈类圆形或不规则形的厚片；外表皮灰棕色或棕黄色，有的可见横长皮孔样突起；外皮薄，常破裂反卷或脱落，脱落处显黄色或棕黄色，光滑。切面黄白色，纤维性，具放射状纹理和裂隙，有的可见同心性环纹。气微，味极苦。

（12）山豆根（Sophorae Tonkinensis Radix et Rhizoma）　根茎呈不规则的结节状；顶端常残存茎基，其下着生根数条。根呈长圆柱形，常有分枝，长短不等；表面棕色至棕褐色，有不规则的纵皱纹及横长皮孔样突起。质坚硬，断面皮部浅棕色，木部淡黄色。有豆腥气，味极苦。

饮片　呈不规则的类圆形厚片；外表皮棕色至棕褐色。切面皮部浅棕色，木部淡黄色。有豆腥气，味极苦。

（13）葛根（Puerariae Lobatae Radix）　呈纵切的长方形厚片或小方块；外皮淡棕色，有纵皱纹，粗糙。切面黄白色，纹理不明显。质韧，纤维性强。气微，味微甜。

饮片　呈不规则的厚片、粗丝或边长为5～12mm的方块。切面浅黄棕色至棕黄色。质韧，纤维性强。气微，味微甜。

（14）甘草（Glycyrrhizae Radix et Rhizoma）　甘草根呈圆柱形；表面红棕色或灰棕色，质坚实。断面略显纤维性，黄白色，粉性；形成层环明显，射线放射状，有的有裂隙。根茎呈圆柱形，表面有芽痕；断面中部有髓。气微，味甜而特殊。

胀果甘草：根和根茎木质粗壮，有的分枝；外皮粗糙，多灰棕色或灰褐色。质坚硬，木质纤维多，粉性小。根茎不定芽多而粗大。

光果甘草：根和根茎质地较坚实，有的分枝；外皮不粗糙，多灰棕色，皮孔细而不明显。

饮片　生甘草：呈类圆形或椭圆形厚片。切面黄白色，中间有明显的棕色形成层环纹及射线，习称"菊花心"。炙甘草：为类圆形或椭圆形厚片，外表面红棕色或灰棕色，微有光泽。切面黄色至深黄色。形成层环明显，射线放射状。略有黏性，具焦香气，味甜。

（15）黄芪（Astragalli Radix）　呈圆柱形，表面淡棕黄色或淡棕褐色，质硬而韧。断面纤维性强，并显粉性；皮部黄白色，木部淡黄色；有放射状纹理和裂隙。老根中心偶呈枯朽状，黑褐色或呈空洞。气微，味微甜，嚼之有豆腥味。

饮片　生黄芪：呈类圆形或椭圆形的厚片。外表皮黄白色至淡棕褐色，可见纵皱纹或纵沟。切面皮部黄白色，木部淡黄色，有放射状纹理及裂隙，有的中心偶有枯朽状，黑褐色或呈空洞。气微，味微甜，嚼之有豆腥味。炙黄芪：外表皮淡棕黄色或棕褐色，略有光泽。切面皮部浅黄色，木质部淡黄色。有蜜香气，味甜，略带黏性。余同黄芪片。

2. 显微鉴定

（1）重点观察　味连根茎横切面：木栓层为数列细胞；其外有表皮，常脱落。皮层较宽，石细胞单个或成群散在。中柱鞘纤维成束或伴有少数石细胞，均显黄色。维管束外韧型，环列。木质部黄色，

均木化，木纤维较发达。髓部均为薄壁细胞，无石细胞。（图2-8）

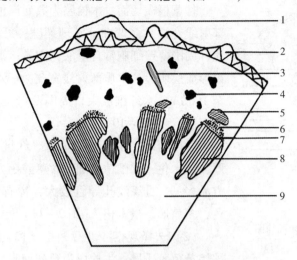

图2-8 黄连（味连）（根茎）横切面简图

1. 鳞叶组织 2. 木栓层 3. 根迹维管束 4. 石细胞 5. 中柱鞘纤维

6. 韧皮部 7. 形成层 8. 木质部 9. 髓

雅连：髓部有石细胞。

云连：皮层、中柱鞘及髓部均无石细胞。

味连粉末：石细胞鲜黄色，类方形或类圆形，直径25～85μm，壁孔明显。中柱鞘纤维纺锤形或成梭形，长135～185μm，直径27～37μm，壁较厚，有孔沟。木纤维较细长，直径10～13μm，壁较薄，有点状纹孔。鳞叶表皮细胞淡黄绿色，长方形，壁微波状弯曲。导管直径较小，具孔纹或网纹。木薄壁细胞类长方形，壁稍厚，有壁孔。（图2-9）

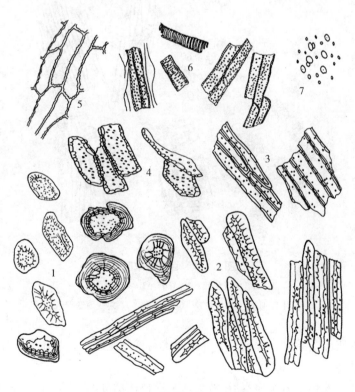

图2-9 黄连（味连）粉末图

1. 石细胞 2. 中柱鞘纤维 3. 木纤维 4. 木薄壁细胞 5. 鳞叶表皮细胞 6. 导管 7. 淀粉粒

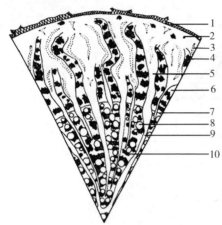

图2－10 甘草（根）横切面简图

1. 木栓层　2. 草酸钙方晶　3. 裂隙

4. 韧皮纤维束　5. 韧皮射线　6. 韧皮部

7. 形成层　8. 导管　9. 木射线　10. 木纤维束

甘草根横切面：木栓层为数列棕色细胞。栓内层较窄。韧皮部射线宽广，多弯曲，常现裂隙；纤维多成束，非木化或微木化，周围薄壁细胞常含草酸钙方晶；筛管群常因压缩而变形。束内形成层明显。木质部射线宽3～5列细胞；导管较多，直径约至160μm；木纤维成束，周围薄壁细胞亦含草酸钙方晶。根中心无髓。（图2－10）

甘草粉末：粉末淡棕黄色。纤维成束，直径8～14μm，壁厚，微木化，周围薄壁细胞含草酸钙方晶，形成晶纤维。草酸钙方晶多见。具缘纹孔导管较大，稀有网纹导管。木栓细胞红棕色，多角形，微木化。（图2－11）

（2）选择观察　北豆根根茎横切面片：表皮细胞1列，外被棕黄色角质层；木栓层为数列细胞。皮层较宽，老的根茎有石细胞散在。中柱鞘纤维排列成新月形。维管束外韧型，环列。

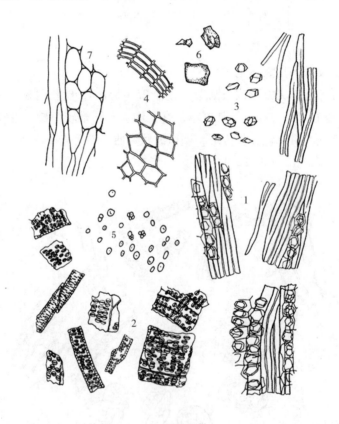

图2－11 甘草粉末图

1. 晶纤维及纤维　2. 导管　3. 草酸钙方晶

4. 木栓细胞　5. 淀粉粒　6. 色素块　7. 射线薄壁细胞

束间形成层不明显。木质部由导管、管胞、木纤维及木薄壁细胞组成，均木化。中央有髓。薄壁细胞含淀粉粒及细小草酸钙结晶。

山豆根根横切面片：木栓层为数列至10数列细胞。栓内层外侧的1～2列细胞含草酸钙方晶，断续形成含晶细胞环，含晶细胞的壁木化增厚。栓内层与韧皮部均散有纤维束。形成层成环。木质部发达，射线宽1~8列细胞；导管类圆形，大多单个散在，或2至数个相聚，有的含黄棕色物；木纤维成束散在。薄壁细胞含淀粉粒，少数含方晶。

黄芪根横切面片：木栓细胞多列；栓内层为3~5列厚角细胞。韧皮部射线外侧常弯曲，有裂隙；纤维成束，壁厚，木化或微木化，与筛管群交互排列；近栓内层处有时可见石细胞。形成层成环。木质部导管单个散在或2~3个相聚；有木纤维束；射线中有的可见单个或2~4个成群的石细胞。薄壁细胞含淀粉粒。

红芪根横切面片：木栓层为6~8列细胞。栓内层狭窄，外侧有2~4列厚角细胞。韧皮部较宽，外侧有裂隙，纤维成束散在，纤维壁厚，微木化；韧皮射线外侧常弯曲。形成层成环。木质部导管单个散在或2~3个相聚，其周围有木纤维。纤维束周围的薄壁细胞含草酸钙方晶。

3. 理化鉴定

（1）甘草 取粉末1g，加乙醚40ml，加热回流1小时，滤过，弃去乙醚液；药渣加甲醇30ml，加热回流1小时，滤过，滤液蒸干；残渣加水40ml使溶解，用正丁醇提取3次，每次20ml，合并正丁醇液；用水洗涤3次，弃去水液，正丁醇液蒸干；残渣加甲醇5ml使溶解，作为供试品溶液。另取甘草对照药材1g，同法制成对照药材溶液。再取甘草酸单铵盐对照品，加甲醇制成每1ml含2mg的溶液，作为对照品溶液。照薄层色谱法试验，吸取上述三种溶液各1~2μl，分别点于同一以1%氢氧化钠溶液制备的硅胶G薄层板上，以乙酸乙酯–甲酸–冰醋酸–水（15:1:1:2）为展开剂，展开，取出，晾干；喷10%硫酸乙醇溶液，在105℃加热至斑点显色清晰，置紫外光灯（365nm）下检视。供试品色谱中，在与对照药材色谱相应的位置上，显相同颜色的荧光斑点；在与对照品色谱相应的位置上，显相同的橙黄色荧光斑点。

（2）延胡索 ①取粉末2g，加稀醋酸5ml，水浴上加热5分钟，滤过。取滤液1ml，加碘化铋钾试液1~2滴，显红棕色。另取滤液1ml，加碘化汞钾试液1~2滴，显淡黄色沉淀（检查生物碱）。②取粉末2g，加硫酸液（0.25mol/L）20ml，振摇片刻，滤过。取滤液2ml，加1%铁氰化钾溶液0.4ml与1%三氯化铁0.3ml的混合液后，即显深绿色，渐变深蓝色，放置后底部有较多深蓝色沉淀。另取溶液2ml，加重铬酸钾试液1滴，即生成黄色沉淀。

（3）黄连 ①取黄连粉末或切片置载玻片上，加95%乙醇1~2滴及30%硝酸1滴，加盖玻片，放置片刻，镜检，有黄色针状或针簇状结晶析出（硝酸小檗碱）。②取黄连粉末约1g，加乙醇10ml，加热至沸腾，放冷，滤过。取滤液5滴，加稀盐酸1ml与含氯石灰少量，即显樱红色；另取滤液5滴，加5%没食子酸的乙醇溶液2~3滴，蒸干，趁热加硫酸溶液（0.05mol/L）数滴，即显深绿色（检查小檗碱）。③取本品粉末0.25g，加甲醇25ml，超声30分钟，滤过，取滤液作为供试品溶液。另取黄连对照药材0.25g，同法制成对照药材溶液。再取盐酸小檗碱对照品，加甲醇制成每1ml含0.5mg的溶液，作为对照品溶液。照薄层色谱法试验，吸取上述三种溶液各1μl，分别点于同一高效硅胶G薄层板上，以环己烷–乙酸乙酯–异丙醇–甲醇–水–三乙胺（3:3.5:1:1.5:0.5:1）为展开剂，置用浓氨试液预饱和20分钟的展开缸内，展开，取出，晾干，置紫外光灯（365nm）下检视。供试品色谱中，在与对照药材色谱相应的位置上，显4个以上相同颜色的荧光斑点；对照品色谱相应的位置上，显相同颜色的荧光斑点。

4. 黄连（味连）中小檗碱的含量测定

（1）色谱条件与系统适用性试验 以十八烷基硅烷键合硅胶为填充剂；以乙腈0.05mol/L–磷酸二氢钾溶液（50:50）（每100ml中加十二烷基硫酸钠0.4g，再以磷酸调节pH为4.0）为流动相；检测波长为345nm。理论板数按盐酸小檗碱峰计算应不低于5000。

（2）对照品溶液的制备 取盐酸小檗碱对照品适量，精密称定，加甲醇制成每1ml含90.5μg的溶液，即得。

（3）供试品溶液的制备 取本品粉末（过二号筛）约0.2g，精密称定，置具塞锥形瓶中，精密加入甲醇-盐酸（100∶1）的混合溶液 50ml，密塞，称定重量，超声（功率 250W，频率 40kHz）30 分钟，放冷，再称定重量，用甲醇补足减失的重量，摇匀，滤过；精密量取续滤液 2ml，置 10ml 量瓶中，加甲醇至刻度，摇匀，滤过，取续滤液，即得。

（4）测定法　分别精密吸取对照品溶液与供试品溶液各 10μl，注入高效液相色谱仪，测定；以盐酸小檗碱对照品的峰面积为对照，分别计算小檗碱、表小檗碱、黄连碱和巴马汀的含量。

本品按干燥品计算，以盐酸小檗碱计，含小檗碱（$C_{20}H_{17}NO_4$）不得少于 5.5%，表小檗碱（$C_{20}H_{17}NO_4$）不得少于 0.80%，黄连碱（$C_{19}H_{13}NO_4$）不得少于 1.6%，巴马汀（$C_{21}H_{21}NO_4$）不得少于 1.5%。

四、作业

1. 分别比较北豆根与山豆根、黄芪与红芪在来源及性状特征的异同点。
2. 绘制味连、甘草横切面简图及粉末特征图。
3. 写出味连、雅连、云连横切面显微特征主要不同点。
4. 写出黄芪与甘草显微特征的不同点。
5. 记录黄连理化鉴定及含量测定的结果。

实验六　根及根茎类中药鉴别（三）

一、目的要求

1. 掌握下列药材及饮片的性状鉴别特征：远志、人参、西洋参、三七、白芷、当归、独活、羌活、前胡、川芎、藁本、防风、柴胡、北沙参。
2. 掌握人参、当归的显微鉴别特征。
3. 掌握远志、人参、柴胡的理化鉴别方法。

二、仪器、试剂及材料

1. 仪器　显微鉴定的常用器具、火柴、绘图铅笔、紫外光灯（365nm）、试管、漏斗、分液漏斗、回流装置、蒸发皿。

2. 试剂　无水乙醇、甲醇、乙醚、正丁醇、乙酸乙酯、浓硫酸、硅胶 G 及人参皂苷 Re、Rb_1、Rg_1 对照品。

3. 材料　目的要求项下需掌握的药材标本：人参根横切片、当归根横切片、柴胡根横切片及人参根粉末、远志粉末及柴胡粉末。

三、实验内容

1. 性状鉴定

（1）远志（Polygalae Radix）　呈圆柱形，细小，直径 0.2~1cm；表面灰黄色，横皱纹及裂纹。断面皮部棕黄色，木部黄白色，皮部易与木部剥离。气微，有刺喉感。

饮片　生远志：细小圆柱形段，余同药材。制远志：形如远志段，表面黄棕色。味微甜。

（2）人参（Ginseng Radix et Rhizoma）　商品主要有园参（栽培品）和野山参（野生品）。园参的规格有生晒参、红参、白参。

野山参：主根粗短，多具有两个分枝，有的呈"人"形，上端有细密而深陷的环纹。芦头（根茎）细长，几与主根等长，密具芦碗（茎痕），其下有 1~3 个下垂生长的不定根（艼）。支根有许多细长的须根，可见疣状突起。分别习称为"短横体""铁线纹""雁脖芦""枣核艼""珍珠须"。

生晒参：主根圆柱形，长 3~15cm，具疏浅断续的环纹，灰黄色；芦头上芦碗较少；须根上疣状突起不明显。味苦而回甜。

红参：全体红棕色，角质样，主根圆柱形或加工成长方形。

白参：类白色，表面可见点状针刺痕。味微甘。

饮片　生晒参：薄片，横切面形成环层明显，散有棕色小点。

（3）西洋参（Panacis Quinquefolii Radix）　主根呈长圆锥形，纺锤形或圆柱形；芦头多已除去。表面浅黄褐色或黄白色，有细密浅纵皱纹及横向环纹。主根中、下部可见一至数条侧根，多折断。气微而特异，味微苦而甘。

饮片　呈长圆形或类圆形薄片；外表皮浅黄褐色。切面淡黄白至黄白色，形成层环棕黄色，皮部有黄棕色点状树脂道，近形成层环处较多而明显，木部略呈放射状纹理。气微而特异，味微苦、甘。

（4）三七（Notoginseng Radix et Rhizoma）　呈圆锥形或不规则形的块状；顶端有茎痕；周围有瘤状突起或支根痕；表面有灰黄色或灰褐色，可见横形皮孔。质坚实，断面灰绿色或黄绿色，角质样。味微苦而后回甜。

饮片　断面灰白色、灰绿色或黄绿色，类角质，具光泽，中间有菊花心或裂纹。气微，味微苦回甜。

（5）白芷（Angelicae Dahuricae Radix）　呈长圆锥形，头粗尾细。根头部钝四棱形或近圆形；表面灰黄色至黄棕色，有多数纵皱纹、支根痕及皮孔样横向突出起，习称"疙瘩丁"，或排成四纵行。顶部有凹陷的茎痕，具同心性环状纹理。断面白色或灰白色，具粉性。气芳香，味辛、微苦。

饮片　呈类圆形的厚片；外表皮灰棕色或黄棕色。切面白色或灰白色，具粉性；形成层环棕色，近方形或近圆形；皮部散有多数棕色油点。气芳香，味辛、微苦。

（6）当归（Angelicae Sinensis Radix）　主根粗短，支根多而长；表面黄棕色，有纵皱纹及横成皮孔质柔韧；断面棕色环明显，可见散在棕色小点。有特异的香气味甘辛，微苦。

饮片　生当归：类圆形、椭圆形或不规则薄片；外表皮黄棕色至棕褐色。切面黄白色或淡棕黄色，平坦，有裂隙，中间有浅棕色的形成层环，并有多数棕色的油点。香气浓郁，味甘、辛、微苦。酒当归：形如当归片。切面深黄色或浅棕黄色，略有焦斑。香气浓郁，略有酒香气。

（7）独活（Angelicae Pubescentis Radix）　根头膨大，有横皱纹；顶端有茎、叶的残痕；表面灰褐色或棕褐色；全体具纵皱纹及横长皮孔。断面可见多数散在的棕色油点。气特异而浊，味苦辛，麻舌。

饮片　类圆形；外表皮灰褐色或棕褐色，具皱纹。切面皮部灰白色至灰褐色，有多数散在棕色油点；木部灰黄色至黄棕色；形成层环棕色。有特异香气，味苦、辛、微麻舌。

（8）羌活（Notopterygii Rhizoma et Radix）　根茎圆柱形；表面棕褐色至棕黑色，可见点状根痕及棕色破碎鳞片。体轻，质脆。断面有放射状裂痕；木部黄白色；皮部、髓部黄棕色。气特异，味微苦而辛。

饮片　类圆形、不规则形横切或斜切片；表皮棕褐色至黑褐色；切面外侧棕褐色；木部黄白色，有的可见放射状纹理。体轻，质脆。气香，味微苦而辛。

（9）前胡（Peucedani Radix）　呈不规则的圆柱形、圆锥形或纺锤形；稍扭曲，下部常有分枝；表面黑褐色或灰黄色，根头部多有茎痕和纤维状叶鞘残基，上端有密集的细环纹。断面皮部散有多数棕黄色油点。气芳香，味微苦、辛。

饮片　呈类圆形或不规则形的薄片；外表皮黑褐色或灰黄色，有时可见残留的纤维状叶鞘残基；切面皮部散有多数棕黄色油点，可见一棕色环纹及放射状纹理。气芳香，味微苦、辛。

（10）川芎（Chuanxiong Rhizoma）　呈不规则结节状拳形团块；表面灰褐色或褐色，粗糙皱缩，有密集而略隆起的轮节，并有多数瘤状突起的茎痕。有特异的香气，味苦辛，稍有麻舌感。

饮片　呈不规则厚片，质坚实；边缘不整齐，习称"蝴蝶片"。切面黄白色或灰黄色，具有明显波状环纹或多角形纹理，散生黄棕色油点。气浓香，味苦、辛，微甜。

（11）藁本（Ligustici Rhizoma et Radix）　呈不规则结节状圆柱形，稍扭曲。表面有棕褐色或暗棕色，上部残留数个凹陷的圆形茎基，下部有多数点状突起的根痕。体轻，质硬。断面黄色或黄白色。气香，味辛，苦，微麻。辽藁本：根茎较小，有多数细长弯曲的根。

饮片　生藁本：呈不规则的厚片。切面黄白色至浅黄褐色，具裂隙或孔洞，纤维性。气浓香，味辛、苦、微麻。辽藁本：外表皮可见根痕和残根突起呈毛刺状，或有呈枯朽空洞的老茎残基。切面木部有放射状纹理和裂隙。

（12）防风（Saposhnikoviae Radix）　根呈圆柱形；根头部有密集的环纹，习称"蚯蚓头"，并具有许多棕色纤维状毛状物；表面灰棕色或棕褐色。体轻；皮部棕黄色至棕色，木部黄色，有裂隙，称"菊花心"，散生黄棕色油点。气特异，味微甘。

饮片　呈圆形或椭圆形的厚片；表面灰棕色，有纵皱纹，有的可见横长皮孔样突起、密集的环纹或残存的毛状叶基。切面皮部浅棕色，有裂隙；木部浅黄色，具放射状纹理。气特异，味微甘。

（13）柴胡（Bupleuri Radix）　商品分北柴胡和南柴胡。北柴胡：根头膨大，顶端残留数个茎基或短纤维状的叶柄残基，下部具较粗的主根及支根。质硬而韧，断面呈片状纤维性。南柴胡：根头部常带有狭条形的基生叶。

饮片　生北柴胡：呈不规则厚片，切面淡黄色；皮部薄，棕色或棕黄色；木部宽广，黄色，年长者强烈木化呈数层环状；形成层明显。生南柴胡：类圆形或斜切片；外表面黑棕色或红棕色，切面黄白色，有放射状纹理；体轻松，略具败油气。醋北柴胡：形如北柴胡，表面淡棕黄色，微有醋香气，味微苦。醋南柴胡：形如南柴胡片，呈黄褐色，质干脆，很有醋香气。

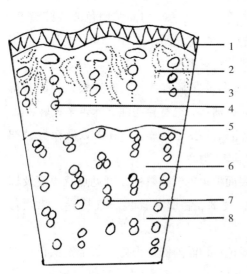

图 2-12　人参（根）横切面简图

1. 木栓层　2. 裂隙　3. 韧皮部　4. 树脂道
5. 形成层　6. 木质部　7. 导管　8. 射线

（14）北沙参（Glehniae Radix）　呈圆柱形，细长。外皮已除去；表面粗糙，淡黄白色。质脆，易折断。气特异，味微甜。

饮片　细长圆柱形段，余同药材。

2. 显微鉴定　人参根横切面：木栓层由数列木栓细胞组成，内侧有数列栓内层细胞。韧皮部有树脂道散在，内含黄色分泌物，近形成层处有多而小的树脂道环列；初生韧皮部常有裂隙，并可见颓废筛管组织；韧皮部射线宽 3～5 列细胞。形成层呈环状。木质部导管多单列径向稀疏排列；木射线宽广；中央可见初生木质部导管。薄壁细胞中含有草酸钙簇晶和淀粉粒，簇晶棱角尖锐。（图 2-12）

当归根横切面：木栓层为数列细胞。栓内层窄，有少数油室。韧皮部宽广，多裂隙，油室及油管类圆形，直径 25～160μm，外侧较大，向内渐小，周围分泌细胞 6～9 个。形成层成环。木质部射线宽 3～5 列细胞；导管单个散在或 2～3 个

相聚，成放射状排列。（图2-13）

当归粉末：淡黄棕色。韧皮薄壁细胞纺锤形，壁略厚，表面有极微细的斜向交错纹理，有时可见菲薄的横隔。可见油室碎片，内含油滴。梯纹导管及网纹导管多见，直径约为至80μm。尚有木栓细胞，淀粉粒等。（图2-14）

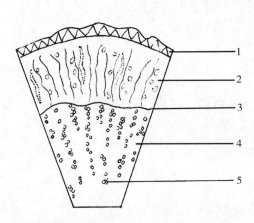

图2-13 当归（根）横切面简图

1. 木栓层　2. 韧皮部
3. 形成层　4. 木质部　5. 导管

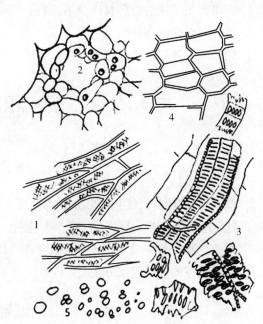

图2-14 当归粉末图

1. 纺锤形韧皮薄壁细胞　2. 油室　3. 导管
4. 木栓细胞　5. 淀粉粒

3. 理化鉴定

（1）远志　取粉末0.5g，加70%乙醇5ml，超声处理15分钟，滤过，滤液作为供试品溶液。另取远志对照药材0.5g，同法制成对照药材溶液。照薄层色谱法（《中国药典》（2020年版）通则0502）试验，吸取上述两种溶液各2μl，分别点于同一硅胶G薄层板上，以乙酸乙酯-冰醋酸-水（55∶13∶13）为展开剂，展开，取出，晾干，置紫外光灯（365nm）下检视。供试品色谱中，在与对照药材色谱相应的位置上，显相同颜色的荧光斑点。

（2）柴胡　取柴胡粉末0.5g，加水10ml，用力振摇，产生持久性泡沫。取横切片于载玻片上，滴加95%乙醇和浓硫酸等量混合液1滴，封片后在显微镜下观察。凡含柴胡皂苷的部位，最初呈黄绿色至绿色，5~10分钟后由蓝绿色变为蓝色，其蓝色可持续1小时以上，最后变为浊蓝色而消失。仔细观察显蓝色的组织部位。北柴胡的显色部位是在木栓层以内到次生韧皮部之间（检查柴胡皂苷）。

（3）人参　取人参粉末1g，加三氯甲烷40ml，加热回流1小时，弃去三氯甲烷液，药渣挥干溶剂，加水0.5ml搅拌湿润，加水饱和正丁醇10ml，超声处理30分钟，吸取上清液加3倍量氨试液，摇匀，放置分层，取上层液蒸干，残渣加甲醇1ml使溶解，作为供试品溶液。另取人参对照药材1g，同法制成对照药材溶液。再取人参皂苷Rb_1对照品、人参皂角Re对照品、人参皂角Rf对照品及人参皂苷Rg_1对照品，加甲醇制成每1ml各含2mg的混合溶液，作为对照品溶液。照薄层色谱法（《中国药典》通则0502）试验，吸取上述三种溶液各1~2μl，分别点于同一硅胶G薄层板上，以三氯甲烷-乙酸乙酯-甲醇-水（15∶40∶22∶10）10℃以下放置的下层溶液为展开剂，展开，取出，晾干，喷以10%硫酸乙醇溶液，在105℃加热至斑点显色清晰，分别置日光和紫外光灯（365mm）下检视。供试品色谱中，在与对照药材色谱和对照品色谱相应位置上，分别显相同颜色的斑点或荧光斑点。

四、作业

1. 写出当归与独活的药材性状不同点。
2. 绘人参根横切面简图。
3. 记录人参薄层色谱结果。

实验七　根及根茎类中药鉴别 （四）

一、目的要求

1. 掌握下列药材及饮片的性状鉴别特征：龙胆、秦艽、白前、白薇、紫草、丹参、黄芩、玄参、地黄、胡黄连、巴戟天、茜草、续断、天花粉。
2. 掌握龙胆、黄芩、巴戟天的显微鉴别特征。
3. 掌握黄芩的理化鉴别方法。

二、仪器、试剂及材料

1. **仪器**　显微鉴定常用实验器具、火柴、绘图铅笔、锥形瓶（100ml）、回流装置、漏斗、量筒、试管、高效液相色谱仪。
2. **试剂及试药**　乙醇、10%醋酸铅溶液、镁粉。
3. **材料**　目的要求项需掌握的药材标本；黄芩根横切片和粉末；龙胆根横切片；巴戟天根横切片及粉末；丹参粉末。

三、实验内容

1. 性状鉴定

（1）龙胆（Gentianae Radix et Rhizoma）　药材分龙胆和坚龙胆两种。龙胆根茎呈不规则块状；暗灰棕色或深棕色；上端有茎痕，周围和下端着生多数细长圆柱形的根。根上部有显著的横环纹。味甚苦。坚龙胆表面红棕色，无横皱纹；表皮膜质，质坚脆，折断面有黄白色木心。

饮片　龙胆：呈不规则的段。根茎呈不规则的块片，表面暗灰棕色或深棕色。根圆柱形，表面淡黄色至黄棕色，有的有横皱纹，具纵皱纹。切面皮部黄白色至棕黄色，木部色较浅。气微，味甚苦。坚龙胆：呈不规则形的段。根表面无横皱纹，膜质外皮已脱落，表面黄棕色至深棕色。切面皮部黄棕色，木部色较浅。

（2）秦艽（Gentianae Macrophyllae Radix）　药材分"秦艽""麻花艽"和"小秦艽"三种。秦艽表面灰黄色，有纵向或扭曲的纵沟，或分离成数条，并扭曲在一起。根头部常膨大，多由数个根茎合生，顶端有纤维状毛须。断面皮部黄色或棕黄色，木部黄色。气特异，味苦涩。麻花艽下部多数分枝互相交错呈麻花状。小秦艽的主根单一，下部多分枝。

饮片　呈类圆形的厚片；外表皮黄棕色、灰黄色或棕褐色，粗糙，有扭曲纵纹或网状孔纹。切面皮部黄色或棕黄色，木部黄色，有的中心呈枯朽状。气特异，味苦、微涩。

（3）白前（Cynanchi Stauntonii Rhizoma et Radix）　根茎圆柱形，节明显，断面中空，习称"鹅管白

前"。节上有须状根。

柳叶白前：表面黄棕色，节间长 1.4~4.5cm。

芫花叶白前：表面灰绿色，节间长 1~2cm。

饮片　呈圆柱形段，余同药材。

（4）白薇（Cynanchi Atrati Radix et Rhizoma）　根茎粗短，下面簇生多数细长的根，呈马尾状；根表面棕黄色。断面皮部黄白色，木部黄色。气微，味苦。

饮片　圆柱形段，余同药材。

（5）紫草（Arnebiae Radix）　药材分"新疆紫草（软紫草）"和"内蒙紫草"两种。新疆紫草根表面紫红色或紫褐色；皮部疏松，呈条形片状，常 10 余层重叠，易剥落。体轻，质松软，断面不整齐；木部较小，黄白色或黄色。气特异。内蒙紫草根头部略大，皮部略薄，常数层相叠。质硬而脆，断面较整齐，皮部紫红色。

饮片　新疆紫草：呈不规则的圆柱形切片或条形片状，直径 1~2.5cm。表面紫红色或紫褐色，皮部深紫色。圆柱形切片木部较小，黄白色或黄色。

内蒙紫草：呈不规则的圆柱形切片或条形片状，有的可见短硬毛，直径 0.5~4cm，质硬而脆。表面紫红色或紫褐色，皮部深紫色。圆柱形切片木部较小，黄白色或黄色。

（6）丹参（Salviae Miltiorrhizae Radix et Rhizoma）　根茎粗短，根数条。表面棕红色或暗棕红色。质硬而脆，断面皮部棕褐色，木部灰黄色或紫褐色，可见黄白色点状维管束。

饮片　生丹参：类圆形或椭圆形的厚片，外表皮棕红色或暗棕红色，粗糙，具纵皱纹。切面有裂隙或略平整而致密，有的呈角质样；皮部棕红色；木部灰黄色或紫褐色，有黄白色放射状纹理。气微，味微苦涩。酒丹参：形如丹参饮片，表面红褐色，略具酒香气。

（7）黄芩（Scutellariae Radix）　根圆锥形，扭曲；外皮多除去；表面棕黄色，断面黄色，味苦。"枯芩"为老根，呈暗棕色或棕黑色，枯朽状或成洞洞。"子芩"为新根，中央坚实。

饮片　生黄芩：类圆形或不规则形薄片。外表皮黄棕色或棕褐色。切面黄棕色或黄绿色，具放射状纹理。酒黄芩：形如黄芩片，略带焦斑，微具酒香气。

（8）玄参（Scrophulariae Radix）　根类圆柱形，弯曲像羊角状；表面灰黄色或灰褐色，质坚实。断面微有光泽，乌黑色，可见放射状筋脉点。有焦糖气，口嚼不黏牙，味甜微苦。

饮片　类圆形或椭圆形的薄片；外表皮灰黄色或灰褐色。切面黑色，微有光泽，有的具裂隙。气特异似焦糖，味甘、微苦。

（9）地黄（Rehmanniae Radix）　根纺锤形或椭圆形。断面有光泽，灰黑色或黑色，维管束（筋脉点）不明显。口嚼黏牙，味甜微苦。

饮片　生地黄：呈类圆形或不规则的厚片；外表皮棕黑色或棕灰色，极皱缩，具不规则的横曲纹。切面棕黑色或乌黑色，有光泽，具黏性。气微，味微甜。熟地黄：呈不规则的块片、碎块，大小厚薄不一。表面乌黑色，有光泽，黏性大。质柔软而带韧性；不易折断，断面乌黑色，有光泽。气微，味甜。

（10）胡黄连（Picrorhizae Rhizoma）　呈圆柱形，略弯曲，有的有分枝。表面灰棕色至暗棕色，粗糙，环节较密，具疣状突起的芽痕及根痕，顶端常有密集成鳞片状的叶柄残基。体轻，质硬而脆，易折断，断面略平坦，淡棕色至暗棕色，有 4~10 个类白色点状维管束排列成环，中央髓部灰黑色。气微，味极苦。

饮片　呈类圆形或不规则的薄片。易折断，断面略平坦，淡棕色至暗棕色，有 4~10 个类白色点状维管束排列成环，中央髓部灰黑色。气微，味极苦。

（11）巴戟天（Morindae Officinalis Radix） 扁圆柱形，表面粗糙。皮部横向断裂而露出木部，形似连珠；断面皮部淡紫色，木部黄棕色。

饮片 生巴戟天：呈扁圆柱形短段或不规则块；表面灰黄色或暗灰色，具纵纹和横裂纹。切面皮部厚，紫色或淡紫色，中空。气微，味甘而微涩。巴戟肉：为除去木心的巴戟天小段或不规则碎块，表面灰黄或暗灰，切面皮部厚，紫色或淡紫色，中空，味甘，微涩。盐巴戟天：形同巴戟肉，味甘，咸，微涩。制巴戟天：形同巴戟肉，灰黄色或暗灰色，味甘而微涩。

（12）茜草（Rubiae Radix et Rhizoma） 根茎呈结节状，下部着生数条圆柱形根，直径0.2～1cm。表面棕红色，皮部易脱落，露出黄红色木部。质脆。

饮片 生茜草：呈不规则的厚片或段。根呈圆柱形，外表皮红棕色或暗棕色，具细纵纹；皮部脱落处呈黄红色。切面皮部狭，紫红色，木部宽广，浅黄红色，导管孔多数。气微，味微苦，久嚼刺舌。茜草炭：形同茜草段或片，表面黑褐色，内部棕褐色。气微，味苦涩。

（13）续断（Dipsaci Radix） 呈长圆柱形，外表灰褐色或棕褐色，全体有明显扭曲的纵皱及沟纹，粗糙。质硬，断面皮部外缘呈褐色，内呈黑绿色，木部黄色呈放射状。

饮片 生续断：呈类圆形或椭圆形的厚片；外表皮灰褐色至黄褐色，有纵皱。切面皮部墨绿色或棕褐色；木部灰黄色或黄褐色，可见放射状排列的导管束纹；形成层部位多有深色环。气微，味苦、微甜而涩。酒续断：形同续断片，表面浅黑色或灰褐色，略有酒香气。盐续断：形同续断片，表面黑褐色，味微咸。

（14）天花粉（Trichosanthis Radix） 表面黄白色或淡棕黄色，有纵皱纹及横长皮孔；断面粉性，可见黄色导管小孔，呈放射状排列。

饮片 呈类圆形、半圆形或不规则形的厚片；外表皮黄白色或淡棕黄色。切面可见黄色木质部小孔，略呈放射状排列。气微，味微苦。

2. 显微鉴定 龙胆根横切面：表皮由一层细胞组成，细胞外壁较厚。外皮层明显，皮层有4～6列扁长细胞，常有裂隙，内皮层明显，细胞具有纵隔，排列整齐，无限外韧型维管束，髓射线较宽，外侧多具裂隙，形成层不甚明显。木质部导管3～10个群束，髓部明显。薄壁细胞含细小草酸钙针晶。（图2-15）

坚龙胆根横切面内皮层以外组织多已脱落，木质部导管均匀密布。无髓部。

黄芩粉末：黄色。韧皮纤维较多，呈梭形，长60～250μm，宽9～33μm，壁甚厚，木化，孔沟明显。石细胞，类圆形，长三角形，类方形或短梭形，单个散在或2～3个成群，长60～160μm，壁厚可至24μm，孔沟明显，有时分叉。木薄壁细胞纺锤形，常伴于导管旁，壁

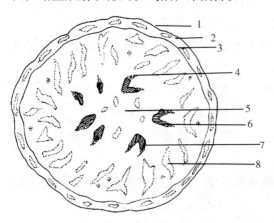

图2-15 龙胆（根）横切面简图
1. 外皮层 2. 皮层 3. 内皮层 4. 韧皮部
5. 髓 6. 形成层 7. 木质部 8. 裂隙

稍厚，非木化，细胞中部有横隔。木纤维较细长，壁较薄，直径约12μm，壁厚约3μm，微木化，有斜纹孔，纹孔口线性或相交成人行，十字形。网纹导管多见，具缘纹孔及环纹导管较少。淀粉粒单粒类球形，直径2～10μm，复粒少见，由2～3分粒组成。（图2-16）

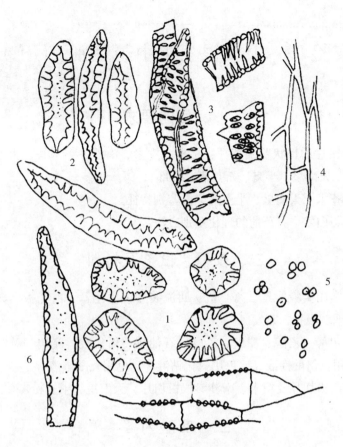

图 2 – 16 黄芩粉末图

1. 石细胞 2. 韧皮纤维 3. 导管 4. 木薄壁细胞 5. 淀粉粒 6. 木纤维

黄芩根横切面：木栓层外缘多破裂，木栓细胞扁平，其中有石细胞散在。韧皮部较宽，有多数石细胞和纤维，单个散在或数个成群，石细胞多分布于外侧，韧皮部纤维多分布于内侧。形成层成环。木质部导管多个成束。老根中央有木栓化细胞环形成。薄壁细胞中含有淀粉粒。

巴戟天根横切面：木栓层细胞数列。栓内层外侧石细胞单个或数个成群，断续排列成环，皮层及韧皮部薄壁细胞含有草酸钙针晶束。形成层环明显。木质部导管单个散在或 2～3 个相聚，木纤维发达，偶见木薄壁细胞群非木化。

巴戟天粉末：淡紫色或紫褐色。石细胞淡黄色，类圆形，类方形，类长方形或不规则形，壁厚，层纹细密，孔沟及纹孔明显。草酸钙针晶多成束存在于薄壁细胞中。导管主要为具缘纹孔导管，具缘纹孔细密。纤维管胞长梭形，具缘纹孔较大，纹孔口斜缝状或相交成人字形或十字形。

3. 黄芩的理化鉴别 取黄芩粉末 2g，置于 100ml 锥形瓶中，加乙醇 20ml，加热回流 15 分钟，滤过。取滤液 1ml，加醋酸铅试液 2～3 滴，生成橘黄色沉淀。另取滤液 1ml，加镁粉少量与盐酸 3～4 滴，显红色（检查黄芩苷，汉黄芩苷）。

四、作业

1. 写出白前与白薇、玄参与生地的药材性状不同点。
2. 绘黄芩粉末特征图及龙胆根横切面组织简图。
3. 记录黄芩的理化实验结果。

实验八　根及根茎类中药鉴别（五）

一、目的要求

1. 掌握下列药材及饮片的性状鉴别特征：桔梗、党参、南沙参、木香、川木香、白术、苍术、紫菀、三棱、泽泻、香附、天南星、半夏、石菖蒲、百部。

2. 掌握南沙参、茅苍术、天南星、半夏的显微鉴别特征。

3. 掌握桔梗、苍术、白术、石菖蒲的理化鉴别方法。

二、仪器、试剂及材料

1. 仪器　显微鉴别常用实验器具、离心机、回流装置、比色管、白瓷板、具塞三角瓶、量筒、试管、锥形瓶、烧杯、滤纸、吸管、蒸发皿。

2. 试剂　蒸馏水、甲醇、乙醇、醋酐、乙醚、石油醚、稀盐酸、硫酸、对二甲氨基苯甲醛、10%香草醛硫酸溶液、比色用重铬酸钾液、比色用氯化钴液、比色用硫酸酮液。

3. 材料　茅苍术根茎横切片及粉末，南沙参根横切片，天南星、半夏粉末。

三、实验内容

1. 性状鉴定

（1）桔梗（Platycodonis Radix）　圆柱形或纺锤形；表面白色或淡黄白色，有横长的皮孔样斑痕及支根痕，上部有横纹。顶端有较短的根茎（芦头）或不明显，其上有数个半月形茎痕。断面可见放射状裂隙，环纹明显。

饮片　呈椭圆形或不规则厚片。外皮多已除去或偶有残留，切面皮部类白色，较窄；形成层环纹明显，棕色；木部宽，有较多裂隙。

（2）党参（Codonopsis Radix）　长圆柱形。根头部有多数疣状突起的茎痕及芽，每个茎痕的顶端呈凹下的圆点状（狮子盘头）。根头下有致密的环状横纹；栽培品环状横纹少或无。支根断落处常有黑褐色胶状物。断面有菊花纹。气香，味微甜。

素花党参：根头下致密的环状横纹常达全长的一半以上。断面裂隙较多。

川党参：表面有明显不规则的纵沟。顶端有较稀的横纹，大条者亦有"狮子盘头"但茎痕较少；小条者根头部较小，称"泥鳅头"。断面裂隙较少。

饮片　生党参：呈类圆形的厚片；外表皮灰黄色至黄棕色。切面皮部淡黄色至淡棕色，木部淡黄色，有裂隙或放射状纹理。米炒党参：形如党参片，表面深黄色，偶有焦斑。

（3）南沙参（Adenophorae Radix）　圆锥形或圆柱形。顶端具1个或2个根茎（芦头）；上部多有深陷横纹，呈断续的环状，下部有纵纹和纵沟。体轻，质松泡。断面具黄白色交错的纹理，多裂隙。

饮片　类圆形的厚片。外表皮黄白色或淡棕黄色，断面具黄白色交错的纹理，多裂隙。

（4）木香（Aucklandiae Radix）　圆柱形或半圆柱形，形如枯骨。表面有明显的皱纹、纵沟及侧根痕。质坚实，不易折断，断面有放射状纹理及散在的褐色点状油室。气香特异，味微苦。

饮片　生木香：类圆形或不规则的厚片；外表皮黄棕色至灰褐色，有纵皱纹。切面棕黄色至棕褐色，中部有明显菊花心状的放射纹理，形成层环棕色，褐色油点（油室）散在。煨木香：形如木香片，棕黄色，气微香。

（5）川木香（Vladimiriae Radix） 圆柱形（铁杆木香）或有纵槽的半圆柱形（槽子木香）。外皮脱落处可见丝瓜络状细筋脉；根头偶有黑色发黏的胶状物，习称"油头"。断面有深黄色稀疏油点及裂隙。气微香，味苦，嚼之黏牙。

（6）白术（Atractylodis Macrocephalae Rhizoma） 呈不规则的肥厚团块；表面有瘤状突起及断续的纵皱和沟纹，并有须根痕，顶端有残留茎基和芽痕。生晒白术断面淡黄白色至淡棕色，略有菊花纹及分散的棕黄色油点；烘白术断面角质样，色较深，有裂隙。气清香，味甜微辛，嚼之略带黏性。

饮片 生白术：呈不规则的厚片。切面黄白色至淡棕色，散生棕黄色的点状油室，木部具放射状纹理；烘干者切面角质样，色较深或有裂隙。麸炒白术：形如白术片，表面黄棕色，偶见焦斑。略有焦香气。

（7）苍术（Atractylondis Rhizoma）

茅苍术：呈不规则连珠状或结节状圆柱形；表面灰棕色，有皱纹、横纹及残留的须根，顶端具茎痕及残留的茎基。断面黄白色或灰白色，散有多数橙黄色或棕红色油室，习称"朱砂点"；暴露稍久，可析出白色细针状结晶，习称"起霜"。

北苍术：呈疙瘩块状或结节状圆柱形；表面黑棕色。断面散有黄棕色油室，无白色细针状结晶析出。

饮片 生茅苍术：不规则类圆形或条形厚片，外表皮灰棕色至黄棕色，有皱纹。切面黄白色或灰白色，散有多数橙黄色或棕红色油室，有的可析出白色细针状结晶。麸炒苍术：形如苍术片，表面深黄色，散有多数棕褐色油室；有焦香气。

（8）紫菀（Aster Radix et Rhizoma） 根茎呈不规则块状，顶端有茎基及叶柄残基；表面紫红色或灰红色；根茎簇生多数细根，多编成辫状。

饮片 呈不规则厚片或段；根外皮紫红色或灰红色，有纵皱纹。切面淡棕色，中心具有棕黄色木心。蜜紫菀：形如紫菀片或段，表面棕褐色或紫棕色，有蜜香气，味甜。

（9）三棱（Sparganii Rhizoma） 呈圆锥形，略扁。表面黄白色或灰黄色，有刀削痕；须根痕小点状，略呈横向环状排列。

饮片 生三棱：呈类圆形薄片，切面灰白色或黄白色，粗糙，有较多明显的细筋脉点，须根痕小点状。气微，味淡，嚼之微有麻辣感。醋三棱：呈类圆形薄片，表面灰黄色，偶见焦黄斑，微有醋气。

（10）泽泻（Alismatis Rhizoma） 呈类球形、椭圆形或卵圆形；表面黄白色或淡黄棕色，有不规则的横向环状浅沟纹和多数细小突起的须根痕，底部有的有瘤状芽痕。

饮片 生泽泻：呈圆形或椭圆形厚片；外表皮黄白色或淡黄棕色，可见细小突起的须根痕。切面黄白色，粉性，有多数细孔。盐泽泻：形如泽泻片，表面淡黄棕或黄褐色，偶见焦斑。味微咸。

（11）香附（Cyperi Rhizoma） 呈纺锤形，有的略弯曲；表面棕褐色或黑褐色，有纵皱纹，并有略隆起的环节，节上有未除净的棕色毛须和须根断痕；去净毛须者较光滑，环节不明显。质硬，经蒸煮者断面黄棕色或红棕色，角质样；生晒者断面色白而显粉性，内皮层环纹明显，中柱色较深，点状维管束散在。

饮片 生香附：呈不规则厚片；外表皮棕褐色或黑褐色，有时可见环节。切面白色或黄棕色，质硬，内皮层环纹明显。醋香附：形如香附片（粒），表面黑褐色。微有醋香气、味微苦。

（12）天南星（Arisaematis Rhizoma） 呈扁球形；表面类白色或淡棕色，较光滑，顶端有凹陷的茎痕，周围有麻点状根痕，有的块茎周边有小扁球状侧芽。

饮片 生天南星：呈扁球形；表面类白色或淡棕色，较光滑，顶端有凹陷的茎痕，周围有麻点状根痕，有的块茎周边有小扁球状侧芽。制天南星：呈类圆形或不规则形的薄片。黄色或淡棕色。质脆，易碎，断面角质样，光滑，气微，味涩，微麻。胆南星：呈方块状或圆柱状。棕黄色、灰棕色或棕黑色。质硬，气微腥，味苦。

（13）半夏（Pinelliae Rhizoma） 呈类球形；表面白色或浅黄色，顶端有凹陷的茎痕，周围密布麻点状根痕；下面钝圆，较光滑。

饮片 生半夏：呈不规则碎片形；表面白色或浅黄色。清半夏：呈椭圆形、类圆形。切面淡灰至灰白色，可见灰白色点状或短线状维管束迹。质脆，易折断，断面角质样。气微，味微涩。微有麻舌感。姜半夏：呈片状、不规则颗粒状或类球形。表面棕色至棕褐色。质硬脆，断面淡黄棕色，常具有角质光泽。气微香，味淡；微有麻舌感，嚼之略黏牙。法半夏：呈类球形或破碎成不规则的颗粒状。表面淡黄白色、黄色或棕黄色。质较松脆或硬脆，断面黄色或淡黄色，颗粒者质稍硬脆。气微，味淡略甘，微有麻舌感。

（14）石菖蒲（Acori Tatarinowii Rhizoma） 呈扁圆柱形，多弯曲，常有分枝；表面棕褐色或灰棕色，粗糙，有疏密不匀的环节，具细纵纹。一面残留须根或圆点状根痕；叶痕呈三角形，左右交互排列，有的其上有毛鳞状的叶基残余。

饮片 呈扁圆形或长条形的厚片。外表皮棕褐色或灰棕色，有的可见环节及根痕。切面纤维性，类白色或微红色，有明显环纹及油点。

（15）百部（Stemonae Radix） 直立百部呈纺锤形，上端较细长，皱缩弯曲；表面黄白色或淡棕黄色，有不规则深纵沟，间或有横皱纹。蔓生百部两端稍狭细，表面多不规则皱褶和横皱纹。对叶百部呈长纺锤形或长条形；表面浅黄棕色至灰棕色，具浅纵皱纹或不规则纵槽。

饮片 生百部：呈不规则厚片、或不规则条形斜片；表面灰白色、棕黄色，有深纵皱纹；切面灰白色、淡黄棕色或黄白色，角质样；皮部较厚，中柱扁缩。质韧软。蜜百部：形同百部片，表面棕黄色或褐棕色，略带焦斑，稍有黏性。味甜。

2. 显微鉴定

（1）重点观察 南沙参根横切面：未去皮的有数列木栓细胞。皮层菲薄。维管组织为异常构造，维管束交错排列，外韧型，维管束间有大型裂隙。韧皮部筛管群径向排列，乳汁管多分布于筛管群的上方。木质部导管类圆形或略呈多角形，1~2列。射线宽，3~10余列细胞。薄壁细胞中含有菊糖。（图2-17）

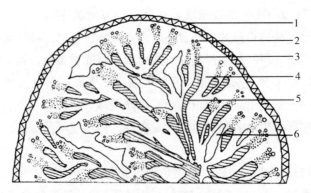

图2-17 南沙参（根）横切面简图
1. 木栓层 2. 乳汁管 3. 韧皮部 4. 射线 5. 木质部 6. 裂隙

茅苍术根茎横切面:木栓层内夹有石细胞带3~8条不等,每一石细胞带由2~3层类长方形的石细胞集成。皮层宽广,其间散有大型油室。韧皮部狭小。形成层成环。木质部有纤维束,与导管群相间排列。射线和髓部均散有油室。薄壁细胞含有菊糖和细小的草酸钙针晶。(图2-18)

茅苍术粉末:草酸钙针晶细小,不规则地充塞于薄壁细胞中。纤维大多成束,长梭形,壁甚厚,木化。石细胞甚多,有的与木栓细胞连结,多角形、类圆形或类长方形,壁极厚。可见油室碎片。菊糖多见,表面呈放射状纹理。(图2-19)

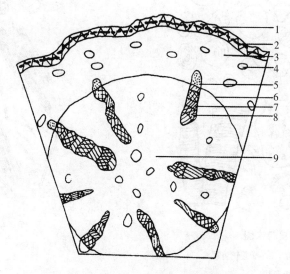

图2-18 茅苍术(根茎)横切面简图

1. 木栓层 2. 石细胞环带 3. 皮层 4. 油室 5. 韧皮部 6. 形成层 7. 木质部 8. 木纤维束 9. 髓

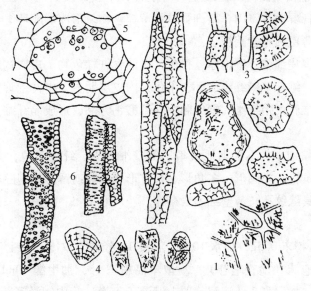

图2-19 茅苍术粉末图

1. 薄壁细胞示针晶 2. 纤维 3. 石细胞 4. 菊糖 5. 油室 6. 导管

天南星粉末:淀粉粒极多,单粒为主,圆球形、类圆形或长圆形,脐点点状、裂缝状或人字形,大粒层纹隐约可见;复粒少数,由2~5粒组成。草酸钙针晶单个或成束散在,或成束于椭圆形的黏液细胞中。草酸钙方晶多见于导管旁的薄壁细胞中。导管螺纹及环纹。棕色块棕色、红棕色或金黄色,略呈长圆形或圆形。(图2-20)

半夏粉末:淀粉粒甚多,单粒类圆形、半圆形或圆多角形,脐点裂缝状、人字状或星状,大粒层纹隐约可见；复粒由 2～8 分粒组成。草酸钙针晶散在，或成束存在于椭圆形黏液细胞中，针晶长 20～144μm。导管螺纹或环纹。（图 2 - 21）

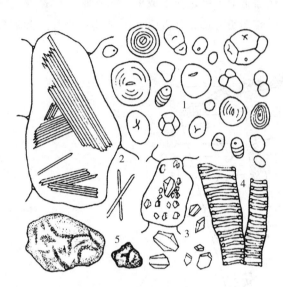

图 2 - 20　天南星粉末图

1. 淀粉粒　2. 草酸钙针晶　3. 草酸钙方晶
4. 导管　5. 棕色块

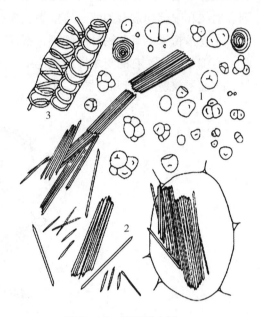

图 2 - 21　半夏粉末图

1. 淀粉粒　2. 草酸钙针晶　3. 导管

（2）选择观察　桔梗根横切面：木栓细胞有时残存，不去外皮者有木栓层，黄棕色。皮层窄，常见裂隙。韧皮部宽广，乳管群散在，内含微细颗粒状黄棕色物。形成层成环。木质部导管单个散在或数个相聚，呈放射状排列。薄壁细胞含菊糖。

石菖蒲根茎横切面：表皮细胞外壁增厚，棕色，有的含红棕色物。皮层宽广，散有纤维束和叶迹维管束；叶迹维管束外韧型，维管束鞘纤维成环，木化；内皮层明显。中柱维管束周木型及外韧型，维管束鞘纤维较少。纤维束和维管束鞘纤维周围细胞中含草酸钙方晶，形成晶纤维。薄壁组织中散有类圆形油细胞；并含淀粉粒。

白术粉末：草酸钙针晶细小，不规则地聚集于薄壁细胞中。纤维黄色，大多成束，长梭形，壁甚厚，孔沟明显。石细胞淡黄色，类圆形、多角形、长方形或少数纺锤形，胞腔明显，有不规则孔沟。导管分子较短小，为网纹及具缘纹孔。薄壁细胞含菊糖。

3. 理化鉴定

（1）桔梗　① 取本品粉末 0.5g，加水 10ml，温浸 10 分钟，放冷，取上清液，置带塞试管中，用力振摇，产生持久性蜂窝泡沫（检查皂苷）。② 取本品粉末 1g，加甲醇 10ml 于水浴回流 30 分钟，过滤。滤液置蒸发皿中蒸干，加醋酐 2ml 溶解，取上清液于干燥试管中，沿管壁加入硫酸 1ml，接界面呈棕红色环，上层由蓝色立即变为污绿色（检查皂苷及植物甾醇）。

（2）苍术　取本品粉末 1g，加乙醚 5ml，浸渍 5 分钟，滤过。取滤液数滴，置白瓷板上，待乙醚挥散后，加新制的对二甲氨基苯甲醛硫酸（对二甲氨基苯甲醛 2g，硫酸 3.3ml 与水 0.4ml 混合）溶液 1～2 滴，再加乙醇 2 滴，显玫瑰红色（检查苍术酮）。

（3）白术　① 取粉末 2g，置具塞锥形瓶中，加乙醚 20ml，振摇 10 分钟，滤过，取滤液 10ml，挥干后，加 10% 香草醛硫酸溶液，显紫色；另取滤液 1 滴，点于滤纸上，挥干后，喷洒 1% 香草醛硫酸溶液，显桃红色。② 色度检查：精密称取粗粉 1g，置具塞锥形瓶中，加 55% 乙醇 200ml，用稀盐酸调节

pH 至 2~3，连续振摇 1 小时，滤过，吸取滤液 10ml，置比色管中，照溶液颜色检查法（《中国药典》通则 0901 第一法）试验，与黄色 9 号标准比色液比较，显色不得较深。

（4）石菖蒲　取本品粉末 0.2g，加石油醚（60~90℃）20ml，加热回流 1 小时，滤过，得到滤液溶液。取滤液点于干燥滤纸上，出现的油斑，一会就消失了（检查挥发油）。

四、作业

1. 写出木香与川木香、茅苍术与北苍术、白术与苍术的药材性状不同点。
2. 绘出南沙参根、茅苍术根茎横切面简图。
3. 绘出茅苍术、天南星、半夏的粉末特征图。
4. 记录桔梗的理化实验结果。

实验九　根及根茎类中药鉴别（六）

一、目的要求

1. 掌握下列药材及饮片的性状鉴别特征：川贝母、浙贝母、黄精、玉竹、天冬、麦冬、知母、山药、射干、干姜、莪术、姜黄、郁金、高良姜、天麻、白及。
2. 掌握川贝母、浙贝母、麦冬、天麻的显微鉴别特征。
3. 掌握浙贝母、麦冬、天麻的理化鉴别方法。

二、仪器、试剂及材料

1. **仪器**　显微鉴别常用实验器具、紫外分光光度计、量筒、试管、10ml 量瓶。
2. **试剂**　乙醇、碘试液、1% 盐酸溶液、硝酸汞试液、碘化铋钾试液、硅钨酸试液。
3. **材料**　目的要求项需要掌握的药材标本；川贝母和浙贝母粉末，麦冬块根、天麻块茎、黄丝郁金块根和莪术根茎的横切片。

三、实验内容

1. 性状鉴定

（1）川贝母（Fritillariae Cirrhosae Bulbus）　商品分松贝、青贝和炉贝，以及栽培品。

松贝：呈类圆锥形或近球形，高 3~8mm，直径 3~9mm。表面类白色；外层鳞叶 2 瓣，大小悬殊，大瓣紧抱小瓣，未抱部分呈新月形，习称"怀中抱月"；顶部闭合，底部平，富粉性。

青贝：呈类扁球形，高 0.4~1.4cm，直径 0.4~1.6cm。外层鳞叶 2 瓣，大小相近，相对抱合，顶端开裂。

炉贝：呈长圆锥形，高 0.7~2.5cm，直径 0.5~2.5cm。外层 2 鳞叶大小相近，顶部长尖，开裂。表面具棕色斑点（虎皮斑）。

栽培品：呈类扁球形或短圆柱形，高 0.5~2cm，直径 1~2.5cm。表面类白色或浅棕色，稍粗糙，有的具浅黄色斑点。外层鳞叶 2 瓣，大小相近，顶部多开裂而较平。

（2）浙贝母（Fritillariae Thunbergii Bulbus）　商品分大贝和珠贝。

大贝（元宝贝）：为鳞茎外层的单瓣鳞叶，略呈新月形，高 1~2cm，直径 2~3.5cm。

珠贝：为完整的鳞茎，呈扁圆形，高 1~1.5cm，直径 1~2.5cm。外层鳞叶 2 瓣，肥厚，肾形，互相抱合，富粉性。味苦。

饮片　为鳞茎外层的单瓣鳞叶切成的片。椭圆形或类圆形，直径 1~2cm，边缘表面淡黄色，切面平坦，粉白色。质脆，易折断，断面粉白色，富粉性。

（3）黄精（Polygonati Rhizoma）　根茎形状多样，呈肥厚肉质结节状（大黄精），结节状弯柱形（鸡头黄精），长条结节块状（姜形黄精）；节明显，上方见圆盘状，中心凹陷之膨大茎痕，断面角质状，可见多数黄白小点（散在的维管束）。气微，味甜，嚼之有黏性。

饮片　呈不规则的厚片，外表皮淡黄色至黄棕色。切面略呈角质样，淡黄色至黄棕色，可见多数淡黄色筋脉小点。质稍硬而韧。气微，味甜，嚼之有黏性。酒黄精：呈不规则厚片，表面棕褐至黑色，有光泽，中心棕色至浅褐色，可见小筋脉点。质较柔软，味甜，微有酒香气。

（4）玉竹（Polygonati odorati Rhizoma）　呈长圆柱形，略扁；节明显，黄白色或淡黄棕色，半透明，质硬而脆或稍软；味甘，嚼之发黏。

饮片　呈不规则厚片或段；外表皮黄白色至淡黄棕色，半透明，有时可见环节。切面角质样或显颗粒性。气微，味甘，嚼之发黏。

（5）天冬（Asparagi Radix）　呈长纺锤形，长 5~18cm。外皮已除去，半透明，对光透视有一条不透明的细木心，有黏性，断面角质样。

（6）麦冬（Ophiopogonis Radix）　呈小纺锤形，长 1.5~3cm。表面黄白色断面黄白色，半透明，中柱细小。

（7）知母（Anemarrhenae Rhizoma）　商品分毛知母和知母肉。

毛知母：呈长条状，顶端具黄色的叶痕及茎叶残痕。上面有一凹沟，具紧密排列的环节，节上密生由两侧向根茎上方生长的残存叶基，下面隆起具点状根痕。质硬，嚼之带黏性。

知母肉：已去皮，黄白色或浅黄棕色，易折断。

饮片　呈不规则类圆形的厚片；外表皮黄棕色或棕色，可见少量残存的黄棕色叶基纤维和凹陷或突起的点状根痕。切面黄白色至黄色。气微，味微甜、略苦，嚼之带黏性。盐知母：形如知母，色黄或微带焦斑。味微咸。

（8）山药（Dioscoreae Rhizoma）　商品分毛山药和光山药。

毛山药：略呈圆柱形，大小不一；表面黄白色或淡黄色，残留浅棕色外皮。断面白色，粉性。嚼之发黏。

光山药：呈圆柱形，已去外皮，两端平齐，粗细均匀，洁白、光滑，粉性。

饮片　呈类圆形的厚片；表面类白色或淡黄白色，质脆，易折断，断面类白色，富粉性。麸炒山药：形如山药片，表面黄白或微黄色，偶有焦斑；略带焦香气。

（9）射干（Belamcandae Rhizoma）　呈不规则结节状，环纹密布。上面有数个圆盘状凹陷的茎痕，质硬。断面黄色，颗粒性。

（10）干姜（Zingiberis Rhizoma）　呈扁平块状，具指状分枝，具纵皱纹和环节。分枝顶端有茎痕或芽。味辛辣。

饮片　呈不规则纵切片或斜切片，具指状分枝，长 1~6cm，宽 1~2cm，厚 0.2~0.4cm。外皮灰黄色或浅黄棕色，粗糙，具纵皱纹及明显的环节。切面灰黄色或灰白色，略显粉性，可见较多的纵向纤维，有的呈毛状。质坚实，断面纤维性。气香、特异，味辛辣。

（11）莪术（Curcumae Rhizoma）　商品分蓬莪术、广西莪术和温莪术。

蓬莪术：呈卵圆形或圆锥形，表面环节突起，质坚实。断面灰褐色至蓝褐色，蜡样，常附有灰棕色粉末，皮层与中柱易分离，内皮层环纹棕褐色。

广西莪术：环节稍突起，断面黄棕色至棕色，常附有淡黄色粉末，内皮层环纹黄白色。

温莪术：断面黄棕色至棕褐色，常附有淡黄色至黄棕色粉末。

饮片 生莪术：呈类圆形或椭圆形的厚片；外表皮灰黄色或灰棕色，有时可见环节或须根痕。切面黄绿色、黄棕色或棕褐色，内皮层环纹明显，散在"筋脉"小点。气微香，味微苦而辛。醋莪术：形如莪术片，色泽加深，角质样，微有醋香气。

(12) **姜黄**（Curcumae Longae Rhizoma） 呈不规则卵圆形、圆柱形或纺锤形；表面深黄色，质坚实。断面棕黄色至金黄色，角质、有蜡样光泽。内皮层环纹明显，维管束呈点状散在。气香特异，味苦、辛。

饮片 为不规则或类圆形的厚片。外表皮深黄色，有时可见环节。切面棕黄色至金黄色，角质样，内皮层环纹明显，维管束呈点状散在。气香特异，味苦、辛。

(13) **郁金**（Curcumae Radix） 商品分温郁金、黄丝郁金、桂郁金和绿丝郁金。

黄丝郁金：呈纺锤形。表面棕灰色或灰黄色，具细皱纹。断面橙黄色，外周棕黄色至棕红色。气芳香，味辛辣。

温郁金：呈长圆形或卵圆形，稍扁；表面灰褐色或灰棕色，具不规则的纵皱纹，纵纹隆起处色较浅，断面灰棕色。气微香，味微苦。

桂郁金：呈长圆锥形或长圆形，大小悬殊，表面具疏浅纵纹或较粗糙网状皱纹。质较脆，断面浅棕色，气微，味微辛、苦。

绿丝郁金：呈长椭圆形，较粗壮；气微，味淡。

饮片 呈椭圆形或长条形薄片；外表皮灰黄色、灰褐色至灰棕色，具不规则的纵皱纹。切面灰棕色、橙黄色至灰黑色。角质样，内皮层环明显。

(14) **高良姜**（Alpiniae Officinarum Rhizoma） 呈圆柱形；表面棕红色至暗褐色，具细密纵皱纹及环节一面有圆形的根痕。质坚。断面灰棕色或红棕色，纤维性。气香，味辛辣。

饮片 呈类圆形或不规则形的薄片；外表皮棕红色至暗棕色，有的可见环节和须根痕。切面灰棕色至红棕色，外周色较淡，具多数散在的筋脉小点，中柱约占1/3。气香，味辛辣。

(15) **天麻**（Gastrodiae Rhizoma） 呈长椭圆形，略扁；表面黄白色至黄棕色，有纵皱纹及由潜伏芽排列而成的横环纹多轮，顶端有红棕色至深棕色鹦嘴状的芽或残留茎基；另端有圆脐形瘢痕。断面半透明，角质样。

饮片 呈不规则的薄片；外表皮淡黄色至淡黄棕色，有时可见点状排成的横环纹。切面黄白色至淡棕色。角质样，半透明。气微，味甘。

(16) **白及**（Bletillae Rhizoma） 呈不规则扁圆形，多有2~3个爪状分枝，表面灰白色至灰棕色，或黄白色，有数圈同心环节和棕色点状须根痕，上面有突起的茎痕，下面有连接另一块茎的痕迹。质坚硬；断面类白色，角质样。嚼之有黏性。

饮片 呈不规则的薄片；外表皮灰白色或黄白色。切面类白色，角质样，半透明，维管束小点状，散生。质脆。气微，味苦，嚼之有黏性。

2. 显微鉴定

(1) **重点观察** 川贝母（松贝、青贝及栽培品）粉末：类白色或浅黄色。淀粉粒多单粒，广卵形、长圆形或不规则圆形，有的边缘不平整或略作分枝状；脐点短缝状、点状、人字状或马蹄状，层纹隐约可见。复粒少数，由2~3分粒组成；半复粒较多。表皮细胞垂周壁微波状弯曲，气孔不定式，副卫细胞5~7个，细胞内含少数草酸钙方晶。导管多为螺纹。（图2-22）

浙贝母粉末：淡黄白色。淀粉粒多单粒，单粒卵形、广卵形或椭圆形，层纹明显。表皮细胞类多角形或长方形，垂周壁连珠状增厚；气孔少见，副卫细胞4~5个。草酸钙结晶少见。导管多为螺纹。（图2-23）

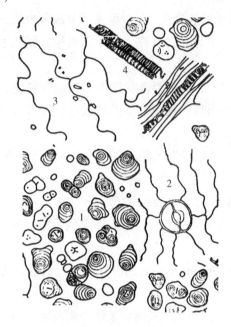

图2-22　川贝粉末图

1. 淀粉粒　2. 表皮细胞及气孔

3. 草酸钙结晶　4. 导管

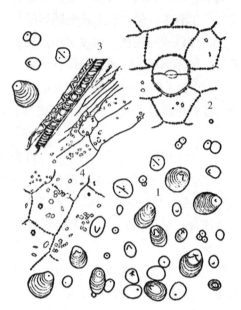

图2-23　浙贝粉末图

1. 淀粉粒　2. 表皮细胞及气孔

3. 导管　4. 草酸钙结晶

麦冬根横切面：表皮细胞1列或脱落，根被为3~5列木化细胞。皮层宽广，散有含草酸钙针晶束的黏液细胞，有的针晶直径至10μm；内皮层细胞壁均匀增厚，木化，有通道细胞，外侧为1列石细胞，其内壁及侧壁增厚，纹孔细密。中柱较小，韧皮部束16~22个，木质部由导管、管胞、木纤维以及内侧的木化细胞连结成环层。髓小。（图2-24）

天麻块茎横切面：表皮有残留，下皮由2~3列切向延长的栓化细胞组成。皮层为10数列多角形细胞，有的含草酸钙针晶束。较老块茎皮层与下皮相接处有2~3列椭圆形厚壁细胞，木化，纹孔明显。中柱占绝大部分，有小型周韧维管束散在；薄壁细胞亦含草酸钙针晶束。（图2-25）

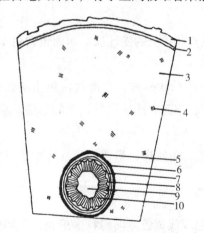

图2-24　麦冬（块根）横切面简图

1. 根被　2. 外皮层　3. 皮层　4. 含晶黏液细胞　5. 石细胞

6. 通道细胞　7. 内皮层　8. 韧皮部　9. 髓　10. 木质部

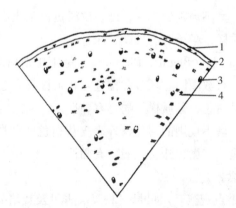

图2-25　天麻（块茎）横切面简图

1. 表皮　2. 皮层

3. 维管束　4. 草酸钙针晶

（2）选择观察 黄丝郁金根横切面：表皮细胞颓废，根被细胞壁木栓化，最内层细胞壁增厚。中柱韧皮部束与木质部束各 22～29 个，间隔排列；有的木质部导管与纤维连接成环。油细胞众多。薄壁组织中随处散有色素细胞。

莪术根茎横切面：木栓层细胞 8～11 列，有时已除去。皮层散有叶迹维管束；内皮层明显。中柱较宽，维管束外韧型，散在，沿中柱鞘部位的维管束较小，排列较密。薄壁细胞充满糊化的淀粉粒团块，薄壁组织中有含金黄色油状物的细胞散在。

3. 理化鉴定

（1）浙贝母 ①取本品粗粉 1g，加 70% 乙醇 20ml，加热回流 30 分钟，滤过，滤液蒸干；残渣加 1% 盐酸溶液 5ml 使溶解，滤过；取滤液分置 2 支试管中，一管中加碘化铋钾试液 3 滴，生成橘红色沉淀；另一管中加硅钨酸试液 1～3 滴，生成白色絮状沉淀（检查贝母碱）。②取本品粉末，置紫外光灯（365nm）下观察，显亮淡绿色荧光。

（2）麦冬 横切片置紫外灯下显浅蓝色荧光。

（3）天麻 ①取粉末 1g，加水 10ml 浸渍 4 小时，时时振摇，过滤。滤液加碘试液 2～4 滴，显紫红至酒红色（检查多糖）。②取粉末 1g，加 45% 乙醇 10ml 浸渍 4 小时，时时振摇，过滤，取滤液，加硝酸汞试液 0.5ml，加热，溶液显玫瑰红色，并发生黄色沉淀。③取粉末 1g，水 10ml 浸渍 4 小时，时时振摇，过滤，取滤液，加硝酸汞试液，加热则溶液变砖红色，沉淀不明显。④取粉末，制成 5% 乙醇浸液，在紫外光灯下显石绿色荧光。

四、作业

1. 写出浙贝母与川贝母、毛知母与知母肉、黄丝郁金与温郁金的药材性状不同点。
2. 绘川贝母、浙贝母的粉末图，天麻横切面简图。
3. 记录天麻及麦冬的理化试验结果。

◎ 第三节 茎木类中药

实验十 茎木类中药鉴别

一、目的要求

1. 掌握下列药材及饮片的性状鉴别特征：川木通、木通、大血藤、苏木、鸡血藤、降香、沉香、通草、钩藤。
2. 掌握木通、大血藤、鸡血藤、沉香、通草的显微鉴别特征。
3. 掌握木通、鸡血藤、沉香、钩藤的理化鉴别方法。

二、仪器、试剂及材料

1. 仪器 显微鉴别常用实验器具、超声波清洗器、硅胶 G 薄层板、烘箱、加热回流装置、层析柱、定量毛细管、紫外光灯（254nm）、量筒、试管、锥形瓶、容量瓶、烧杯、酒精灯、石棉网、三脚架、滤纸、吸管、铁片、铁圈、微量升华装置。

2. 试剂　蒸馏水、甲醇、乙醇、乙酸乙酯、三氯甲烷、2%香草醛硫酸溶液、硅胶、石油醚（60～90℃）、盐酸、香草醛、氨试液、丙酮、碘化铋钾。

3. 材料　川木通、木通、大血藤、苏木、鸡血藤、降香、沉香、通草、钩藤药材；大血藤、鸡血藤、沉香及通草组织横切片；沉香、木通、鸡血藤粉末。木通苯乙醇苷 B、异钩藤碱对照品及鸡血藤对照药材。

三、实验内容

1. 性状鉴定要点

（1）川木通（Clematidis Armandii Caulis）　呈长圆柱形，略扭曲；表面黄棕色或黄褐色，有纵向凹沟及棱线，节处多膨大；残余皮部易撕裂。质坚硬，不易折断。

饮片　厚 2～4mm，边缘不整齐，残存皮部黄棕色；木部浅棕色或浅黄色，有黄白色放射状纹理及裂隙，其间布满导管孔，髓部较小，类白色或黄棕色，偶有空腔。

（2）木通（Akebiae Caulis）　呈圆柱形，常稍扭曲。外皮粗糙而有许多不规则的裂纹或纵沟纹，具突起的皮孔。皮部可见淡黄色颗粒状小点，木部射线呈放射状排列。

饮片　类圆形片，外皮粗糙，有裂纹或纵沟纹，皮部黄棕色；木部浅棕色或浅黄色，有放射状纹理，导管孔多而明显；髓部较小。

（3）大血藤（Sargentodoxae Caulis）　呈圆柱形；表面灰棕色，粗糙。栓皮有时呈片状剥落而露出暗红棕色内皮。断面皮部呈红棕色环状，有六处向内嵌入木部，木部放射状纹理。

（4）苏木（Sappan Lignum）　呈圆柱形或半圆柱形。表面黄红色至棕红色；质坚硬。断面略具光泽，年轮明显，有的可见暗棕色、质松、带亮星的髓部。气微香，味微涩。

（5）鸡血藤（Spatholobi Caulis）　呈扁圆柱形；表面灰棕色。断面皮部有树脂状分泌物呈红棕色至黑棕色，木部红棕色或棕色，导管孔多数；皮部与木部相间排列成数个偏心性半圆形的环；髓部偏向一侧。味涩。

（6）降香（Dalbergiae Odoriferae Lignum）　呈扭曲长条形或不规则块状。表面紫红色至红褐色，有致密的纹理；质坚硬，富油性。气香，味微苦。

（7）沉香（Aquilariae Lignum Resinatum）　呈不规则块、片状或盔帽状；表面凹凸不平，可见黑褐色树脂与黄白色木部相间的斑纹。断面刺状。气芳香，味苦。

（8）通草（Tetrapanacis Medulla）　表面白色或淡黄色；体轻，质松软，稍有弹性。断面中部有空心或半透明的薄膜。

（9）钩藤（Uncariae Ramulus cum Uncis）　茎表面红棕色至紫红色者具细纵纹，光滑无毛；黄绿色至灰褐色者有的可见白色点状皮孔，被黄褐色柔毛。多数枝节上对生两个向下弯曲的钩（不育花序梗），或仅一侧有钩，另一侧为突起的疤痕；钩略扁或稍圆，先端细尖，基部较阔。

2. 显微鉴定

（1）重点观察　大血藤横切面：木栓层为多列细胞，含棕红色物。皮层石细胞常数个成群，有的含草酸钙方晶。维管束外韧型。韧皮部分泌细胞常切向排列，与筛管群相间隔；有少数石细胞群散在。束内形成层明显。木质部导管多单个散在，类圆形，周围有木纤维。射线宽广，外侧石细胞较多，有的含数个草酸钙方晶。髓部可见石细胞群。薄壁细胞含棕色或棕红色物。（图 2－26）

鸡血藤横切面：木栓细胞数列，含棕红色物。皮层较窄，散有石细胞群，胞腔内充满棕红色物；薄壁细胞含草酸钙方晶。维管束异型，由韧皮部与木质部相间排列成数轮。韧皮部最外侧为石细胞群与纤维束组成的厚壁细胞层；射线多被挤压；分泌细胞甚多，充满棕红色物，常数个至 10 多个切向排列成带状；纤维束较多，非木化至微木化，周围细胞含草酸钙方晶，形成晶纤维，含晶细胞壁木化增厚；石细胞群散在。木质部射线有的含棕红色物；导管多单个散在，类圆形，直径约至400μm；木纤维束亦均形成晶纤维；木薄壁细胞少数含棕红色物。（图2−27）

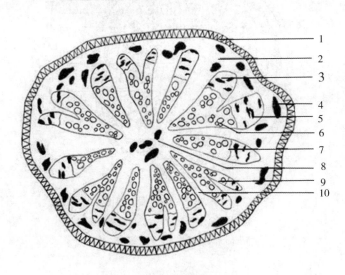

图2−26 大血藤横切简图

1. 木栓层 2. 皮层 3. 韧皮部

4. 石细胞群 5. 分泌细胞 6. 导管 7. 形成层

8. 髓部 9. 木质部 10. 射线

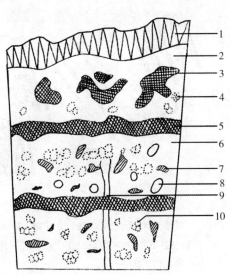

图2−27 鸡血藤横切简图

1. 木栓层 2. 皮层 3. 石细胞群

4. 红棕色物 5. 厚壁细胞带 6. 韧皮部

7. 纤维束 8. 导管 9. 射线 10. 分泌管

沉香横切面：木射线宽1~2列细胞，充满棕色树脂。导管圆多角形，有的含棕色树脂。木纤维多角形，壁稍厚，木化。木间韧皮部扁长椭圆状或条带状，常与射线相交，细胞壁薄，非木化，内含棕色树脂；其间散有少数纤维，有的薄壁细胞含草酸钙柱晶。（图2−28）

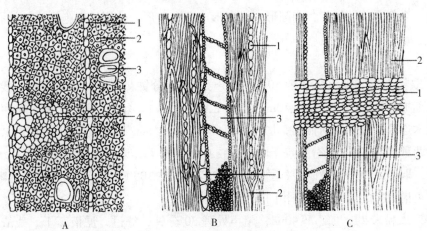

图2−28 沉香木部三个切面简图

A 横切面 B 切向切面 C 径向切面

1. 射线 2. 木纤维 3. 导管 4. 木间韧皮部薄壁细胞

沉香粉末：黑棕色。纤维管胞多成束，长梭形，壁较薄，有具缘纹孔；韧型纤维多离散，具单斜纹孔；具缘纹孔导管，纹孔排列紧密，内含棕色树脂团块；木射线细胞壁连珠状增厚，单纹孔较密；木间韧皮部薄壁细胞，含黄棕色物质，可见菌丝腐蚀形成的纵横交错纹理。另含草酸钙柱晶。（图2−29）

（2）选择观察 木通横切面：木栓细胞数列，常含褐色内含物；栓内层细胞含草酸钙小棱晶，其细胞壁呈不规则加厚。有的皮层细胞含数个小棱晶。中柱鞘部位有由含晶纤维束和含晶石细胞群交替排

列成连续的浅波浪形环带。维管束 16～26 个。髓部细胞明显。（图 2－30）

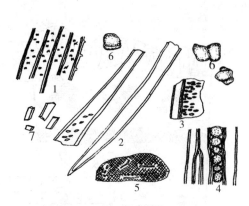

图 2－29 沉香粉末图

1. 纤维管胞 2. 韧型纤维 3. 导管 4. 木射
线细胞 5. 木间韧皮薄壁细胞 6. 树脂团块
7. 草酸钙柱晶

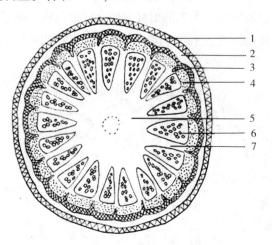

图 2－30 木通茎横切简图

1. 木栓层 2. 皮层 3. 含晶厚壁细胞环带
4. 韧皮部 5. 髓部 6. 木质部 7. 木射线

木通粉末：粉末浅棕色或棕色。含晶石细胞方形或长方形，胞腔内含 1 至数个棱晶。中柱鞘纤维细长梭形，胞腔内含密集的小棱晶，周围常可见含晶石细胞。木纤维长梭形，壁增厚，具裂隙状单纹孔或小的具缘纹孔。具缘纹孔导管，纹孔椭圆形、卵圆形或六边形。

鸡血藤粉末：粉末棕黄色。棕红色块散在，形状、大小及颜色深浅不一。以具缘纹孔导管为主，直径 20～400μm，有的含黄棕色物。石细胞单个散在或 2～3 个成群，淡黄色，呈长方形、类圆形、类三角形或类方形，直径 14～75μm，层纹明显。纤维束周围的细胞含草酸钙方晶，形成晶纤维。草酸钙方晶呈类双锥形或不规则形。

通草横切面：全部为薄壁细胞，椭圆形、类圆形或近多角形，外侧的细胞较小，纹孔明显，有的细胞含草酸钙簇晶。

3. 理化鉴定

（1）木通　取粉末 1g，加 70% 甲醇 50ml，超声处理 30 分钟，滤过，滤液蒸干；残渣加水 10ml 使溶解；用乙酸乙酯振摇提取 3 次，每次 10ml，合并乙酸乙酯液，蒸干；残渣加甲醇 1ml 使溶解，作为供试品溶液。另取木通苯乙醇苷 B 对照品，加甲醇制成每 1ml 含 1mg 的溶液，作为对照品溶液。照薄层色谱法，吸取上述两种溶液各 5μl，分别点于同一硅胶 G 薄层板上；以三氯甲烷－甲醇－水（30：10：1）为展开剂，展开，取出，晾干，喷以 2% 香草醛硫酸溶液，在 105℃ 加热至斑点显色清晰。供试品色谱中，在与对照品色谱相应的位置上，显相同颜色的斑点。

（2）鸡血藤　取粉末 2g，加乙醇 40ml，超声处理 30 分钟，滤过，滤液蒸干，残渣加水 10ml 使溶解，用乙酸乙酯 10ml 振摇提取，乙酸乙酯液挥干，残渣加甲醇 1ml 使溶解，作为供试品溶液。另取鸡血藤对照药材 2g，同法制成对照药材溶液。吸取供试品溶液 5～10μl、对照药材溶液 5μl，分别点于同一硅胶 GF$_{254}$ 薄层板上，以二氯甲烷－丙酮－甲醇－甲酸（8：1.2：0.3：0.5）为展开剂，展开，取出，晾干，置紫外光灯（254nm）下检视。供试品色谱中，在与对照药材色谱相应的位置上，显相同颜色的斑点；喷以 5% 香草醛硫酸溶液，在 105℃ 加热至斑点显色清晰。在与对照药材色谱相应的位置上，显相同颜色的斑点。

（3）沉香　取醇溶性浸出物蒸干，进行微量升华，得黄褐色油状物，香气浓郁；于油状物上加盐酸 1 滴与香草醛少量，再滴加乙醇 1～2 滴，渐显樱红色，放置后颜色加深。

（4）钩藤 取本品粉末 2g，加入浓氨试液 2ml，浸泡 30 分钟，加入三氯甲烷 50ml，加热回流 2 小时，放冷，滤过，取滤液 10ml，挥干，残渣加甲醇 1ml 使溶解，作为供试品溶液。另取异钩藤碱对照品，加甲醇制成每 1ml 含 0.5mg 的溶液，作为对照品溶液。照薄层色谱法，吸取供试品溶液 10～20μl、对照品溶液 5μl，分别点于同一硅胶 G 薄层板上，以石油醚（60～90℃）–丙酮（6∶4）为展开剂，展开，取出，晾干，喷以改良碘化铋钾试液。供试品色谱中，在与对照品色谱相应的位置上，显相同颜色的斑点。

四、实验注意事项

1. 木类中药的组织构造 在观察时，应分别作三个方向的切面，即横切面、径向纵切面与切向纵切面。注意观察导管分子的形状、宽度及长度，导管壁上纹孔的类型，导管中有无侵填体及侵填体的形状和颜色。木纤维占木材的大部分，通常为单个狭长的厚壁细胞，细胞腔狭小，壁厚有斜裂隙状的单纹孔；有些纤维胞腔中具有中隔，称为分隔纤维。木薄壁细胞有时增厚或有单纹孔，大多木质化；有时内含淀粉粒或草酸钙结晶。木射线细胞形状与木薄壁细胞相似，但在切面上的位置和排列形式不同，射线细胞的长轴通常是半径向的，和导管及纤维的长轴相垂直。横切面所见射线是从中心向四周的辐射状线条，显示射线的宽度和长度；切向切面所见射线的轮廓略呈纺锤形，显示射线的高度和宽度；径向切面所见射线是多列长形细胞，从中部向外周横叠着，显示射线的高度和长度。

2. 茎木类中药异常构造 应注意观察鸡血藤的韧皮部和木质部层状排列成数轮，以及沉香内涵韧皮部等异常构造。

五、作业

1. 写出大血藤与鸡血藤的药材性状特征及横切面组织结构显微特征的不同点，并绘大血藤与鸡血藤横切面简图。

2. 观察沉香横切面组织结构显微特征及粉末显微特征，并绘粉末特征图。

3. 记录沉香、钩藤理化鉴定实验操作过程与结果。

◇ 第四节 皮类中药

实验十一 皮类中药鉴别

一、目的要求

1. 掌握下列药材及饮片的性状鉴别特征：桑白皮、牡丹皮、厚朴、肉桂、杜仲、合欢皮、黄柏、关黄柏、白鲜皮、五加皮、秦皮、香加皮、地骨皮。

2. 掌握牡丹皮、厚朴、肉桂、杜仲、黄柏的显微鉴别特征及理化鉴别方法。

二、仪器、试剂及材料

1. 仪器 显微鉴别常用实验器具、量筒、试管、锥形瓶、量瓶、烧杯、酒精灯、石棉网、三脚架、吸管、铁片、铁圈、微量升华装置、紫外光灯（365nm）、超声提取器、定量毛细管、硅胶 G 薄层板、烘箱。

2. 试剂 蒸馏水、甲醇、乙醇、三氯化铁醇溶液、乙醚、丙酮、环己烷、乙酸乙酯、冰醋酸、2% 香草醛硫酸乙醇溶液、甲苯、1% 香草醛硫酸溶液、三氯甲烷、10% 盐酸苯肼试液、石油醚（60～90℃）、二硝基苯肼乙醇试液、20% 氢氧化钠溶液、1% 乙酸甲醇溶液。

3. 材料 桑白皮、牡丹皮、厚朴、肉桂、杜仲、合欢皮、黄柏、关黄柏、白鲜皮、五加皮、秦皮、香加皮及地骨皮药材或饮片；肉桂、厚朴、杜仲及黄柏组织横切片，牡丹皮、厚朴、肉桂、杜仲及黄柏粉末。丹皮酚、厚朴酚、和厚朴酚、桂皮醛、盐酸黄柏碱对照品及黄柏对照药材。

三、实验内容

1. 性状鉴定

（1）**桑白皮**（Mori Cortex） 呈卷筒状、槽状或板片状；外表面白色或淡黄白色，有的残留橙黄色或棕黄色鳞片状粗皮。质韧，纤维性强，难折断，易纵向撕裂。

饮片 蜜桑白皮：呈不规则的丝条状，表面深黄色或棕黄色，略有光泽，质滋润，纤维性强，易纵向撕裂，气微，味甜。

（2）**牡丹皮**（Moutan Cortex） 呈筒状或半筒状，有纵剖开的裂缝。连丹皮外表面灰褐色或黄褐色，栓皮脱落处呈粉红色；刮丹皮外表面有刮刀削痕，外表面红棕色或淡灰黄色。内表面有明显细纵纹理及发亮的细小结晶。质硬脆，断面较平坦，淡粉红色，粉性。

饮片 呈圆形或卷曲形的薄片；内表面有时可见发亮的结晶。切面淡粉红色，粉性。气芳香，味微苦而涩。

（3）**厚朴**（Magnoliae officinalis Cortex） 干皮呈卷筒状或双卷筒状，习称"筒朴"；近根部的干皮一端展开如喇叭口，习称"靴筒朴"。外表面灰棕色或灰褐色，有明显椭圆形皮孔。内表面紫棕色或深紫褐色，具细密纵纹，划之显油痕。质坚硬，断面颗粒性，外层灰棕色，内层紫褐色或棕色，有油性，有的可见多数小亮星。气香，味辛辣，微苦。根皮（根朴）呈单筒状或不规则块片；有的弯曲似鸡肠，习称"鸡肠朴"；质硬，断面纤维性。枝皮（枝朴）呈单筒状，质脆，断面纤维性。

饮片 呈弯曲的丝条状或单、双卷筒状。外表面灰褐色；内表面紫棕色或深紫褐色，具细密纵纹，划之显油痕。切面颗粒性，有油性，有的可见小亮晶。气香，味辛辣，微苦。姜厚朴：形如厚朴丝，表面灰褐色，偶见焦斑。略具姜辣气。

（4）**肉桂**（Cinnamomi Cortex） 呈槽状或卷筒状。外表面灰棕色；内表面红棕色，有细纵纹，划之显油痕。质硬而脆，易折断，断面外层棕色而较粗糙，内层红棕色而油润，两层间有 1 条黄棕色的线纹。气香浓烈，味甜、辣。

（5）**杜仲**（Eucommiae Cortex） 呈板片状或两边稍向内卷。外表面淡棕色或灰褐色，有明显的皱纹或纵裂槽纹；未去粗皮的较薄树皮可见明显的皮孔；内表面暗紫色，光滑。质脆，断面有细密银白色富弹性的橡胶丝相连。

饮片 呈小方块或丝状。外表面淡棕色或灰褐色，有明显的皱纹。内表面暗紫色，光滑。断面有细密、银白色、富弹性的橡胶丝相连。气微，味稍苦。盐杜仲：形如杜仲块或丝，表面黑褐色，内表面褐色，折断时胶丝弹性较差，味微咸。

（6）**合欢皮**（Albiziae Cortex） 呈卷曲筒状或半筒状。外表面灰棕色至灰褐色，密生明显的椭圆形横向皮孔；内表面淡黄棕色或黄白色，有细密纵纹。质硬而脆，易折断，断面呈纤维性片状。

饮片 呈弯曲的丝或块片状。外表面灰棕色至灰褐色，密生明显的椭圆形横向皮孔；内表面淡黄棕色或黄白色，具细密纵纹。切面呈纤维性片状，淡黄棕色或黄白色。气微香，味淡、微涩、稍刺舌，而后喉头有不适感。

（7）黄柏（Phellodendri Chinensis Cortex） 呈板片状或浅槽状。外表面黄褐色或黄棕色，有的可见皮孔痕及残存的灰褐色粗皮；内表面暗黄色或淡棕色，具细密纵棱纹。体轻，质硬，断面纤维性，呈裂片状分层，深黄色。

饮片 呈丝状。外表面黄褐色或黄棕色；内表面暗黄色或淡棕色，具纵棱纹。切面纤维性，呈裂片状分层，深黄色。味极苦，嚼之有黏性。盐黄柏：形如黄柏丝，表面深黄色。偶有焦斑，味极苦，微咸。黄柏炭：形如黄柏丝，表面焦黑色，内部深褐色或棕黑色。体轻，质脆，易折断。味苦涩。

（8）关黄柏（Phellodendri Amurensis Cortex） 呈板片状或浅槽状。外表面黄绿色或淡棕黄色，皮孔痕小而少见，偶有灰白色的粗皮残留；内表面黄色或黄棕色。体轻，质硬，断面纤维性，有的呈裂片状分层，鲜黄色或黄绿色。

饮片 呈丝状。外表面黄绿色或淡棕黄色；内表面黄色或黄棕色。切面鲜黄色或黄绿色，有的呈片状分层。味极苦，嚼之有黏性。盐关黄柏：形如关黄柏丝，深黄色，偶有焦斑。略具咸味。关黄柏炭：形如关黄柏丝，表面焦黑色，断面焦褐色。质轻而脆。味微苦、涩。

（9）白鲜皮（Dictamni Cortex） 呈卷筒状。外表面灰白色或淡灰黄色，有突起的颗粒状小点；内表面类白色，有细纵纹。质脆，折断时有粉尘飞扬，断面不平坦，略呈层片状，剥去外层，迎光可见闪烁的小亮点。

饮片 呈不规则的厚片。外表皮灰白色或淡灰黄色，有突起的颗粒状小点；内表面类白色，有细纵纹。切面类白色，略呈层片状。有羊膻气，味微苦。

（10）五加皮（Acanthopanacis Cortex） 呈不规则卷筒状。外表面灰褐色；内表面淡黄色或灰黄色，有细纵纹。质脆，断面不整齐。气微香，味微辣而苦。

（11）秦皮（Fraxini Cortex） 枝皮呈卷筒状或槽状。外表面灰白色、灰棕色至黑棕色或相间呈斑状，并有灰白色圆点状皮孔及细斜皱纹；内表面黄白色或棕色，平滑；质硬而脆；断面纤维性，黄白色；味苦。干皮为长条状块片；外表面灰棕色，具龟裂状沟纹及红棕色圆形或横长的皮孔；断面纤维性较强。

饮片 为长短不一的丝条状。外表面灰白色、灰棕色至黑棕色；内表面黄白色或棕色，平滑。切面纤维性；质硬。味苦。

（12）香加皮（Periplocae Cortex） 呈卷筒状或槽状，少数呈不规则的块片状。外表面灰棕色或黄棕色，栓皮松软常呈鳞片状，易剥落。内表面淡黄色或淡黄棕色，有细纵纹。体轻，质脆，易折断，断面不整齐，黄白色。

饮片 呈不规则的厚片。外表面灰棕色或黄棕色，栓皮常呈鳞片状；内表面淡黄色或淡黄棕色，有细纵纹。切面黄白色。有特异香气，味苦。

（13）地骨皮（Lycii Cortex） 呈筒状或槽状。外表面灰黄色至棕黄色，粗糙，有不规则纵裂纹，易成鳞片状剥落；内表面黄白色至灰黄色，有细纵纹。体轻，质脆，易折断，断面不平坦，外层黄棕色，内层灰白色。味微甘而后苦。

2. 显微鉴定

（1）重点观察 厚朴干皮横切面：木栓层为10余列细胞。皮层外侧有石细胞环带，内侧散有多数油细胞和石细

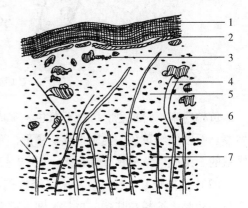

图 2-31 厚朴横切面显微简图

1. 木栓层 2. 石细胞环带 3. 石细胞群 4. 韧皮射线
5. 韧皮部 6. 韧皮纤维束 7. 油细胞

胞群。韧皮部射线宽 1~3 列细胞；纤维多数个成束；亦有油细胞散在。

厚朴粉末：棕色。石细胞类方形、椭圆形，卵圆形或不规则分枝状，有时可见层纹。纤维甚多，壁甚厚，有的呈波浪形或一边呈锯齿状，木化，孔沟不明显。油细胞椭圆形或类圆形，含黄棕色油状物。（图 2-32）

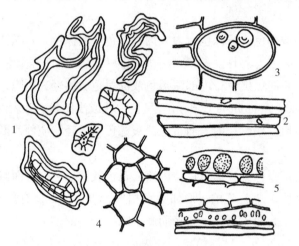

图 2-32　厚朴粉末特征图
1. 石细胞　2. 纤维　3. 油细胞　4. 木栓细胞　5. 筛管

肉桂粉末：红棕色。纤维大多单个散在，长梭形，壁厚，木化。石细胞类方形或类圆形，壁厚，有的一面菲薄。油细胞类圆形或长圆形。草酸钙针晶细小，散在于射线细胞中。木栓细胞多角形，含红棕色物。（图 2-33）

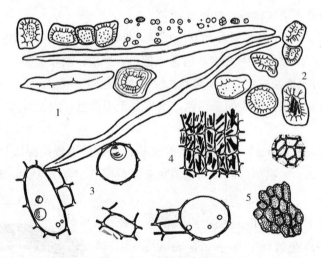

图 2-33　肉桂粉末特征
1. 纤维　2. 石细胞　3. 油细胞　4. 草酸钙针晶　5. 木栓细胞

黄柏粉末：鲜黄色。纤维鲜黄色，常成束，周围细胞含草酸钙方晶，形成晶纤维；含晶细胞壁木化增厚。石细胞鲜黄色，类圆形或纺锤形，有的呈分枝状，枝端锐尖，壁厚，层纹明显；有的可见大型纤维状的石细胞。草酸钙方晶众多。（图 2-34）

（2）选择观察　牡丹皮粉末：淡红棕色。草酸钙簇晶排列成行，有时含晶细胞连接，或一个细胞含数个簇晶。淀粉粒甚多，单粒类圆形或多角形，脐点点状、裂缝状或飞鸟状；复粒由 2~6 分粒组成。连丹皮可见木栓细胞长方形，壁稍厚，浅红色。

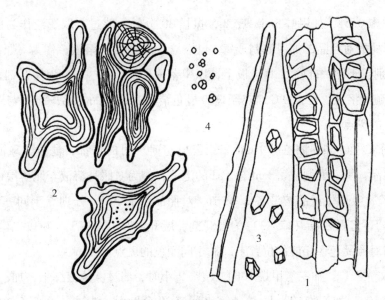

图 2－34　黄柏粉末特征图
1. 晶纤维　2. 石细胞　3. 草酸钙方晶　4. 淀粉粒

肉桂干皮横切面：木栓细胞数列，最内层细胞外壁增厚，木化。皮层散有石细胞及分泌细胞。中柱鞘部位有石细胞群，断续排列成环，外侧伴有纤维束，石细胞通常外壁较薄。韧皮部射线宽 1 ~ 2 列细胞，含细小草酸钙针晶；纤维常 2 ~ 3 个成束；油细胞随处可见。薄壁细胞含淀粉粒。

杜仲干皮横切面：落皮层残存，内侧有数个木栓组织层带，每层为排列整齐、内壁特别增厚且木化的木栓细胞，两层带间为颓废的皮层组织，细胞壁木化。韧皮部有5 ~ 7 条石细胞环带，每环 3 ~ 5 列石细胞并伴有少数纤维。射线 2 ~ 3 列细胞，近栓内层时向一方偏斜。白色胶丝团散布，以韧皮部为多。

杜仲粉末：棕色。橡胶丝成条或扭曲成团，表面显颗粒性。石细胞甚多，大多成群，类长方形、类圆形、长条形或形状不规则，壁厚，有的胞腔内含橡胶团块。木栓细胞表面观多角形，壁不均匀增厚，木化，有细小纹孔；侧面观长方形，壁三面增厚，一面薄，孔沟明显。

黄柏皮横切面：未去净外皮者，木栓层由多列长方形细胞组成，内含棕色物质。皮层比较狭窄，散有纤维群及石细胞群，石细胞大多分枝状，壁极厚，层纹明显。韧皮部占树皮的极大部分，外侧有少数石细胞，纤维束切向排列呈断续的层带（又称硬韧带），纤维束周围薄壁细胞中常含草酸钙方晶。射线宽 2 ~ 4 列细胞，常弯曲而细长。薄壁细胞中含有细小的淀粉粒和草酸钙方晶，黏液细胞随处可见。

3. 理化鉴定

（1）牡丹皮　①取牡丹皮粉末适量，微量升华，升华物在显微镜下观察，可见长柱形、针状、羽状结晶，于结晶上滴加三氯化铁醇溶液，则结晶溶解而显暗紫色（检查牡丹酚）。②取粉末 1g，加乙醚 10ml，密塞，振摇 10 分钟，滤过，滤液挥干，残渣加丙酮 2ml 使溶解，作为供试品溶液。另取丹皮酚对照品，加丙酮制成每 1ml 含 2mg 的溶液，作为对照品溶液。吸取上述两种溶液各 10μl，分别点于同一硅胶 G 薄层板上，以环己烷 - 乙酸乙酯 - 冰醋酸（4：1：0.1）为展开剂，展开，取出，晾干，喷以 2% 香草醛硫酸乙醇溶液（1→10），在 105℃ 加热至斑点显色清晰。供试品色谱中，在与对照品色谱相应的位置上，显相同的颜色斑点。

（2）厚朴 取粉末0.5g，加甲醇5ml，密塞，振摇30分钟，滤过，取滤液作为供试品溶液。另取厚朴酚对照品、和厚朴酚对照品，加甲醇制成每1ml各含1mg的混合溶液，作为对照品溶液。吸取上述两种溶液各5μl，分别点于同一硅胶G薄层板上，以甲苯-甲醇（17∶1）为展开剂，展开，取出，晾干，喷以1%香草醛硫酸溶液，在100℃加热至斑点显色清晰。供试品色谱中，在与对照品色谱相应的位置上，显相同颜色的斑点。

（3）肉桂 取粉末约0.5g，加乙醇10ml，冷浸20分钟，时时振摇，滤过，取滤液作为供试品溶液。另取桂皮醛对照品，加乙醇制成每1ml含1μl的溶液，作为对照品溶液。照薄层色谱法（《中国药典》通则0502）试验，吸取供试品溶液各2～5μl、对照品溶液2μl，分别点于同一硅胶G薄层板上，以石油醚（60～90℃）-乙酸乙酯（17∶3）为展开剂，展开，取出，晾干，喷以二硝基苯肼乙醇试液。供试品色谱中，在与对照品色谱相应的位置上，显相同颜色的斑点。

（4）杜仲 ①取粉末1g，加三氯甲烷10ml，浸渍2小时，滤过。滤液挥干，加乙醇1ml，产生具弹性的胶膜。②取粗粉10g，加乙醇100ml，在水浴上回流30分钟后，滤过。滤液滴在滤纸上，喷以20%氢氧化钠溶液，显浅黄色斑点（红杜仲显紫色斑点，丝棉木不显色）。

（5）黄柏 ①取黄柏新鲜折断面，置紫外光灯（365nm）下观察，显亮黄色荧光。②取本品粉末0.2g，加1%醋酸甲醇溶液40ml，于60℃超声20分钟，滤过，滤液浓缩至2ml，作为供试品溶液；另取黄柏对照药材0.1g，加1%醋酸甲醇溶液20ml，同法制成对照药材溶液。再取盐酸黄柏碱对照品，加甲醇制成每1ml含0.5mg的溶液，作为对照品溶液。吸取上述三种溶液各3～5μl，分别点于同一硅胶G薄层板上，以三氯甲烷-甲醇-水（30∶15∶4）的下层溶液为展开剂。置氨蒸气饱和的展开缸内，展开，取出，晾干，喷以稀碘化铋钾试液。供试品色谱中，在与对照药材色谱和对照品色谱相应的位置上，显相同颜色的斑点。

四、实验注意事项

（1）皮类中药性状鉴别时重点观察形状、外表面、内表面、断面及气味等方面特征。应正确运用术语，如描述形状时有管状或筒状、单卷筒状、双卷筒状、槽状或半管状等术语；在描述断面时有平坦、颗粒状、纤维状、层片状等特征。此外，外表面皮孔的颜色和皮孔分布的密度常是鉴别皮类药材的重要特征；内表面有时可见发亮的结晶，如牡丹皮、厚朴。

（2）皮类中药的组织结构一般包含周皮、皮层、韧皮部三个部分。周皮包括木栓层、木栓形成层与栓内层三部分；杜仲木栓细胞内壁增厚；肉桂最内层木栓细胞外壁增厚，木化；厚朴干皮栓内层为石细胞环层。皮层注意观察皮层中的厚壁组织（纤维、石细胞）、分泌组织（油细胞、黏液细胞、乳汁管）、细胞内含物（淀粉粒、草酸钙结晶等）。中柱鞘部位常有厚壁组织如纤维束、石细胞群或纤维和石细胞群形成的环带，如肉桂干皮横切面中柱鞘部位有石细胞群断续排列成环。韧皮部包括射线、韧皮部束两部分，注意此部分有无分泌组织、淀粉粒及草酸钙结晶等。

五、作业

1. 比较川黄柏与关黄柏的药材性状及显微鉴别特征不同点。

2. 观察厚朴横切面以及厚朴、肉桂、黄柏等粉末显微特征，并绘厚朴横切面简图及厚朴、肉桂、黄柏粉末特征图。

3. 记录牡丹皮（微量升华）、肉桂（显微化学反应）、杜仲（化学定性鉴别）、黄柏（荧光分析）理化实验操作过程与结果。

⊛ 第五节　叶类中药

实验十二　叶类中药鉴别

一、目的要求

1. 掌握下列药材及饮片的性状鉴别特征：石韦、侧柏叶、蓼大青叶、大青叶、淫羊藿、枇杷叶、番泻叶、罗布麻叶、紫苏叶、艾叶。

2. 掌握大青叶、番泻叶、石韦的显微鉴别特征。

3. 掌握大青叶的理化鉴别方法。

二、仪器、试剂及材料

1. **仪器**　显微鉴别常用实验器具、紫外灯（365nm）、量瓶、量筒、硅胶 G 板、烧杯、酒精灯、石棉网、微量升华装置。

2. **试剂**　蒸馏水、三氯甲烷、环己烷、丙酮、靛蓝对照品、靛玉红对照品。

3. **材料**　石韦、侧柏、蓼大青叶、大青叶、枇杷叶、番泻叶、罗布麻叶、紫苏叶、艾叶药材或饮片；大青叶、番泻叶组织横切片，大青叶、番泻叶、石韦粉末；靛蓝、靛玉红对照品。

三、实验内容

1. **性状鉴定**

（1）石韦（Pyrrosiae Folium）　庐山石韦：叶片略皱缩，展平后呈披针形；先端渐尖，基部耳状偏斜，全缘，边缘常向内卷曲。上表面黄绿色或灰绿色，散布有黑色圆形小凹点；下表面密生红棕色星状毛，有的侧脉间布满棕色圆点状的孢子囊群。叶柄具四棱，略扭曲，有纵槽。叶片革质。

石韦：叶片披针形或长圆披针形，基部楔形，对称。孢子囊群在侧脉间，排列紧密而整齐。

有柄石韦：叶片多卷曲呈筒状，展平后呈长圆形或卵状长圆形，基部楔形，对称。下表面侧脉不明显，布满孢子囊群。

饮片　呈丝条状。上表面灰绿色或灰褐色，下表面密生红棕色星状毛。孢子囊群着生侧脉间或下表面布满孢子囊群。叶全缘，革质。味微涩苦。

（2）侧柏叶（Platycladi Cacumen）　多分枝，小枝扁平。叶细小鳞片状，交互对生，贴伏于枝上，深绿色或黄绿色。质脆，易折断。气清香，味苦涩、微辛。

饮片　侧柏炭形如侧柏叶，表面黑褐色。质脆，易折断，断面焦黄色。气香，味微苦涩。

（3）蓼大青叶（Polygoni Tinctorii Folium）　多皱缩、破碎，完整者展平后呈椭圆形。蓝绿色或黑蓝色，先端钝，基部渐狭，全缘。叶脉浅黄棕色，于下表面略突起。叶柄扁平，偶带膜质托叶鞘。质脆。味微涩而稍苦。

（4）大青叶（Isatidis Folium） 叶片极皱缩卷曲，完整的叶片展平后呈长椭圆形至长圆形、倒披针形。上表面暗灰绿色，有的可见色较深稍突起的小点。先端钝圆，全缘或微波状，基部渐狭下延至叶柄成翼状。叶脉于背面较明显。叶柄淡棕黄色。质脆。

饮片 为不规则的碎段。叶片暗灰绿色，叶上表面有的可见色较深稍突起的小点；叶柄碎片淡棕黄色。质脆。味微酸、苦、涩。

（5）淫羊藿（Epimedii Folium） 淫羊藿茎细圆柱形，具光泽；叶对生，二回三出复叶；两侧小叶较小，偏心形，外侧较大，呈耳状，边缘具黄色刺毛状细锯齿；网脉明显；叶片近革质。

箭叶淫羊藿：一回三出复叶，两侧小叶基部明显偏斜，外侧呈箭形。叶片革质。气微，味微苦。

柔毛淫羊藿：叶下表面及叶柄密被绒毛状柔毛。

朝鲜淫羊藿：小叶较大，先端长尖。叶片较薄。

饮片 呈丝片状。上表面绿色、黄绿色或浅黄色，下表面灰绿色，网脉明显，中脉及细脉凸出，边缘具黄色刺毛状细锯齿。近革质。味微苦。

（6）枇杷叶（Eriobotryae Folium） 呈长圆形或倒卵形。先端尖，基部楔形，边缘有疏锯齿，近基部全缘。上表面灰绿色、黄棕色或红棕色，较光滑；下表面密被黄色绒毛，主脉于下表面显著突起，侧脉羽状；叶柄极短，被棕黄色绒毛。革质而脆，易折断。气微，味微苦。

饮片 呈丝条状。表面灰绿色、黄棕色或红棕色，较光滑。下表面可见绒毛，主脉突出。革质而脆。味微苦。

蜜枇杷叶：形如枇杷叶丝，表面横棕色或红棕色，微显光泽，略带黏性。具蜜香气，味微甜。

（7）番泻叶（Sennae Folium） 狭叶番泻叶：呈长卵形或卵状披针形，叶端急尖，叶基稍不对称，全缘。上表面黄绿色，下表面浅黄绿色，无毛或近无毛，叶脉稍隆起，有叶脉及叶片压叠线纹。革质。气微弱而特异，味微苦，稍有黏性。

尖叶番泻叶：呈披针形或长卵形，略卷曲，叶端短尖或微凸，叶基不对称，上面浅绿色，下面灰绿色，两面均有细短毛茸。无叶脉压叠线纹，质地较薄脆，微呈革质状。

（8）罗布麻叶（Apocyni Veneti Folium） 多皱缩卷曲，完整叶片展平后呈椭圆形或卵圆状披针形；淡绿色或灰绿色，先端钝，有小芒尖，基部钝圆或楔形，边缘具细齿，常反卷，两面无毛，叶脉于下表面突起。叶柄细。质脆。气微，味淡。

（9）紫苏叶（Perillae Folium） 叶片多皱缩卷曲、破碎，完整者展平后卵圆形；先端长尖或急尖，基部圆形或宽楔形，边缘具圆锯齿。两面紫色或上表面绿色，下表面紫色，疏生灰白色毛，下面表有多数凹点状的腺鳞。叶柄紫色或紫绿色，带嫩枝者，紫绿色，断面中空，有髓。气清香，味微。

饮片 呈不规则的段或未切叶；叶多皱缩卷曲、破碎，完整者展平后卵圆形。先端长尖或急尖，基部圆形或宽楔形，边缘具圆锯齿。两面紫色或上表面绿色，下表面紫色，疏生灰白色毛，下面表有多数凹点状的腺鳞。叶柄紫色或紫绿色，带嫩枝者，紫绿色，断面中空，有髓。质脆。气清香，味微辛。

（10）艾叶（Artemisiae Argyi Folium） 多皱缩、破碎，有短柄；完整叶片展平后呈卵状椭圆形，羽状深裂，裂片椭圆形披针形，边缘有不规则的粗锯齿。上表面灰绿色或深黄绿色，有稀疏的柔毛及腺点；下表面密生灰白色绒毛。质柔软，气清香，味苦。

饮片　醋艾炭呈不规则的碎片，表面黑褐色，有细条状叶柄。具醋香气。

2. 显微鉴定

（1）重点观察　大青叶横切面：上下表皮均为1列切向延长的细胞，外被角质层；叶肉组织栅栏组织3~4列，近长方形，与海绵细胞分化不明显，略呈长圆形。主脉维管束4~9个，中间1个较大，外韧型，每个维管束上下侧均可见厚壁组织。薄壁组织中有含芥子酶的分泌细胞，呈类圆形，较其周围薄壁细胞为小，内含棕黑色颗粒状物质。（图2-35）

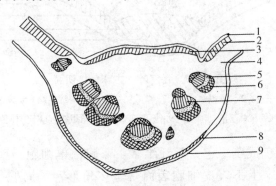

图2-35　大青叶（主脉）横切面

1. 上表皮　2. 栅栏组织　3. 8. 厚角组织　4. 海绵组织

5. 韧皮部　6. 纤维束　7. 木质部　9. 下表皮

大青叶粉末：绿褐色。下表皮细胞垂周壁稍弯曲，略成连珠状增厚；气孔不等式，副卫细胞3~4个。叶肉组织分化不明显，细胞中含蓝色细小颗粒状物，亦含橙皮苷样结晶。（图2-36）

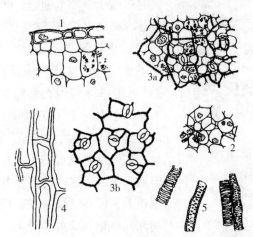

图2-36　大青叶粉末

1. 靛蓝结晶　2. 橙皮苷结晶　3. 表皮（a上表皮　b下表皮）

4. 厚角组织　5. 导管

番泻叶横切面：表皮细胞1列，类长方形，常含黏液质，外被角质层；上下表皮均有气孔、非腺毛。叶肉组织为等面型，均为1列栅栏细胞，上面栅栏组织通过主脉，下面栅栏组织不通过主脉；海绵组织细胞中常含有草酸钙簇晶。主脉维管束外韧型，上下两侧均有微木化的纤维束，且纤维外侧的薄壁细胞中含有草酸钙方晶或棱晶。（图2-37）

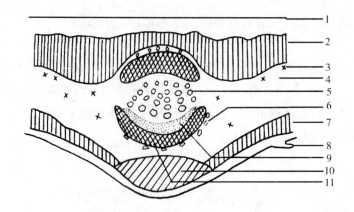

图 2-37 番泻叶（主脉）横切面

1. 表皮 2、7. 栅栏组织 3. 草酸钙簇晶 4. 海绵组织 5. 导管
6. 草酸钙棱晶 8. 非腺毛 9. 韧皮部 10. 厚角组织 11. 中柱鞘纤维

　　番泻叶粉末：粉末淡绿色或黄绿色；晶纤维多。非腺毛单细胞，壁厚，有疣状突起。草酸钙簇晶存在于叶肉薄壁细胞中。上下表皮细胞表面观呈多角形，垂周壁平直；上下表皮均有气孔，主为平轴式，副卫细胞大多为2个，也有3个。（图 2-38）

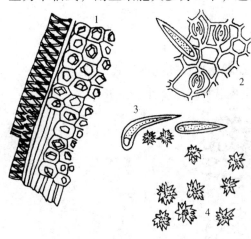

图 2-38 番泻叶粉末

1. 晶鞘纤维 2. 表皮细胞及平轴式气孔
3. 非腺毛 4. 草酸钙簇晶

　　（2）选择观察　石韦粉末：黄棕色。星状毛体部 7~12 细胞，辐射状排列成上、下两轮，每个细胞呈披针形，顶端急尖，有的表面有纵向或不规则网状纹理；柄部 1~9 细胞；孢子，极面观椭圆形，赤道面观肾形，外壁具疣状突起；孢子囊环带细胞；叶下表皮细胞连珠状增厚；纤维胞腔内充满红棕色或棕色块状物。

　　3. 理化鉴定　大青叶：①粉末进行微量升华，在显微镜下观察，可见蓝色或紫红色细小针状、片状或簇状结晶。②粉末水浸液在紫外光灯下有蓝色荧光。③取本品粉末 0.5g，加三氯甲烷 20ml 加热回流 1 小时，滤过，滤液浓缩到 1ml，作为供试品溶液。另取靛蓝、靛玉红对照品，加三氯甲烷制成每 1ml 各含 1mg 的混合溶液，作为对照品溶液。吸取上述两种溶液各 5μl，分别点于同一硅胶 G 薄层板上，以环己烷-三氯甲烷-丙酮（5:4:2）为展开剂，展开，取出，晾干。供试品色谱中，在与对照品色谱相应的位置上，分别显相同的蓝色斑点和浅紫红色斑点。

四、实验注意事项

　　1. 叶类中药一般皱缩或破碎，观察性状鉴别特征时常需要将其浸泡在水中使其润湿展开后才能识别。

　　2. 中脉：叶片中脉横切面上、下表皮的凹凸程度在叶类的鉴定上有其特殊性。一般中脉维管束为1个外韧型维管束（番泻叶），但也有多个的（大青叶）。木质部位于上方（向茎面），排列成槽状或新月形至半月形；韧皮部位于木质部的下方（背茎面）。

　　3. 叶肉：位于上、下表皮之间，含叶绿体。分化为栅栏组织和海绵组织，称为异面叶，如枇杷叶、薄荷叶等。也有的上下表皮细胞内方均有栅栏组织，这种称为等面叶，如罗布麻叶、桉叶、番泻叶等。

4. 后含物或其他物：蓼大青叶（蓝色至蓝黑色色素颗粒、草酸钙簇晶），大青叶（蓝色细小颗粒状物、橙皮苷结晶），枇杷叶（草酸钙方晶簇晶、黏液细胞），番泻叶（草酸钙方晶和簇晶）。

5. 表皮被毛绒：石韦（星状毛），蓼大青叶（腺毛和非腺毛），紫苏叶（非腺毛呈镰刀状弯曲），艾叶（T形毛）。

五、作业

1. 写出大青叶和蓼大青叶的性状鉴别特征的异同。
2. 绘制大青叶和番泻叶的横切面简图和粉末显微特征图。
3. 记录大青叶的理化鉴别结果。

◈ 第六节　花类中药

实验十三　花类中药鉴别

一、目的要求

1. 掌握下列药材性状鉴别特征：松花粉、辛夷、槐花、丁香、洋金花、金银花、款冬花、菊花、红花、蒲黄、西红花。
2. 掌握松花粉、丁香、金银花、红花的显微鉴别特征。
3. 掌握丁香、金银花、红花的理化鉴别方法。

二、仪器、试剂及材料

1. 仪器　显微鉴别常用实验器具、紫外－可见分光光度计、量筒、试管、锥形瓶、烧杯、酒精灯、石棉网、三脚架、滤纸、吸管、铁片、铁圈、微量升华装置。

2. 试剂　蒸馏水、甲醇、乙醇、三氯甲烷、氢氧化钠、氯化钠、三氯化铁、乙醚、石油醚、乙酸乙酯、5%香草醛硫酸溶液、甲酸、碳酸钠、醋酸、80%丙酮溶液、丁香酚、绿原酸。

3. 材料　松花粉、辛夷、槐花、丁香、洋金花、金银花、款冬花、菊花、红花、蒲黄、西红花药材或饮片；丁香的萼筒中部横切片，松花粉、洋金花、金银花、红花粉末。

三、实验内容

1. 性状鉴定

（1）松花粉（Pini Pollen）　呈细粉状；淡黄色，体轻，易飞扬，手捻有滑润感。

（2）辛夷（Magnoliae Flos）　望春花：呈长卵形，似毛笔头；苞片2～3层，每层2片，苞片外表面密被灰白色或灰绿色茸毛，内表面无毛，类棕色。花被片9，类棕色，外轮花被片3，条形，约为内两轮长的1/4，呈萼片状，内两轮花被片6，每轮3，轮状排列。雄蕊和雌蕊多数，螺旋状排列在伸长的花托上。体轻，质脆。气芳香，味辛凉而稍苦。

玉兰：苞片外表面密被灰白色或灰绿色茸毛；花被片9，内外轮同型。

武当玉兰：苞片外表面密被淡黄色或淡黄绿色茸毛；有的最外层苞片茸毛已脱落而呈黑褐色。花被片 10 ~ 12（15），内外轮同型。

（3）槐花（Sophorae Flos） 花萼钟状，先端 5 浅裂；花瓣 5，黄色或黄白色。雄蕊 10，其中 9 个基部连合。雌蕊圆柱形，弯曲；体轻。气微，味微苦。

（4）丁香（Caryophylli Flos） 略呈研棒状。花冠圆球形，花瓣 4，复瓦状抱合，棕褐色或褐黄色，花瓣内为雄蕊和花柱，搓碎后可见众多黄色细粒状的花药。萼筒圆柱状，红棕色或棕褐色，上部有 4 枚三角状的萼片，十字状分开。质坚实，富油性。气芳香浓烈，味辛辣、有麻舌感。

（5）洋金花（Daturae Flos） 多皱缩成条状。花萼呈筒状，长为花冠的 2/5，灰绿色或灰黄色，先端 5 裂，表面微有茸毛。花冠呈喇叭状，淡黄色或黄棕色，先端 5 浅裂，裂片先端有短尖，短尖下有明显的纵脉纹 3 条，两裂片之间微凹。雄蕊 5，花丝贴生于花冠筒内，花丝长为花冠的 3/4。雌蕊 1，柱头棒状。气微，味微苦。

（6）金银花（Lonicerae Japonicae Flos） 呈棒状，上粗下细，略弯曲。表面黄白色或绿白色（贮久色渐深），密被短柔毛。花萼绿色，先端 5 裂。开放者花冠筒状，先端二唇形。雄蕊 5，附于筒壁，黄色。雌蕊 1，子房无毛。气清香。味淡、微苦。

（7）款冬花（Farfarae Flos） 呈长圆棒状，单生或 2 ~ 3 个基部连生。外面被有多数鱼鳞状苞片，苞片外表面紫红色或淡红色，内表面密被白色絮状茸毛。体轻，撕开后可见白色茸毛。气香，味微苦而辛。

饮片 蜜款冬花形如款冬花，表面棕黄色或棕褐色，稍带黏性。具蜜香气，味微甜。

（8）菊花（Chrysanthemi Flos） 亳菊：呈倒圆锥形或圆筒形，有时稍压扁呈扇形，离散，总苞碟状；总苞片 3 ~ 4 层，卵形或椭圆形，草质，黄绿色或褐绿色，外面被柔毛，边缘膜质。花托半球形。舌状花数层，雌性，位于外围，类白色，茎直，上举，纵向折缩，散生金黄色腺点；管状花多数，两性，位于中央，为舌状花所隐藏，黄色，顶端 5 齿裂。瘦果不发育，无冠毛。体轻，质柔润，干时松脆。气清香，味甘、微苦。

滁菊：呈不规则球形或扁球形。舌状花类白色，不规则扭曲，内卷，边缘皱缩，有时可见淡褐色腺点；管状花大多隐藏。

贡菊：呈扁球形或不规则球形。舌状花白色或类白色，斜升，上部反折，边缘稍内卷而皱缩，通常无腺点；管状花少，外露。

杭菊：呈碟形或扁球形，常数个相连成片。舌状花类白色或黄色，平展或微折叠，彼此粘连，通常无腺点；管状花多数，外露。

怀菊：呈不规则球形或扁球形；多数为舌状花，舌状花类白色或黄色，不规则扭曲，内卷，边缘皱缩，有时可见腺点；管状花大多隐藏。

（9）红花（Carthami Flos） 为不带子房的管状花。表面红黄色或红色。花冠筒细长，先端 5 裂。雄蕊 5，花药聚合成筒状，黄白色。柱头长圆柱形，顶端微分叉。质柔软。气微香，味微苦。

（10）蒲黄（Typhae Pollen） 呈黄色细粉。体轻，放水中则飘浮水面。手捻有滑腻感，易附着手指上。气微，味淡。

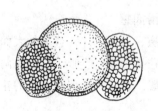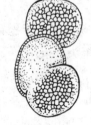

（11）西红花（Croci Stigma） 呈线形，三分枝；暗红色。顶端边缘显不整齐的齿状，内侧有一短裂隙。气特异，微有刺激性，味微苦。

2. 显微鉴定

（1）重点观察 松花粉：淡黄色。花粉粒椭圆形，表面光滑，两侧各有一膨大的气囊，气囊有明显的网状纹理，网眼多角形。（图 2 - 39）

图 2 - 39 松花粉粉末图（示花粉粒）

丁香萼筒中部横切面：表皮细胞1列，有较厚角质层。皮层外侧散有2~3列径向延长的椭圆形油室，其下有20~50个小型双韧维管束，断续排列成环，维管束外围有少数中柱鞘纤维，壁厚，木化；内侧为数列薄壁细胞组成的通气组织，有大型腔隙。中心轴柱薄壁组织间散有多数细小维管束。薄壁细胞含众多细小草酸钙簇晶。（图2-40）

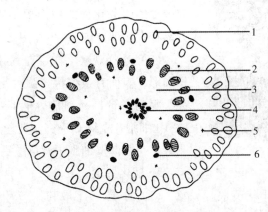

图2-40　丁香萼筒中部横切面简图

1. 油室　2. 双韧维管束　3. 通气组织　4. 中柱中的维管束　5. 草酸钙簇晶　6. 韧皮纤维

丁香粉末：暗红棕色。花粉粒众多，极面观三角形，赤道表面观双凸镜形，具3副合沟。纤维梭形，顶端钝圆，壁较厚。草酸钙簇晶众多，存在于较小的薄壁细胞中。油室多破碎，含黄色油状物。（图2-41）

金银花粉末：浅黄色。花粉粒众多，黄色，球形，外壁具细刺状突起，具3个萌发孔。腺毛较多，一种腺毛头部倒圆锥形，顶端平坦，侧面观10~30个细胞，排成2~4层，柄部2~5个细胞；另一种腺毛头部类圆形或略扁圆形，侧面观6~20个细胞，柄2~4个细胞。非腺毛极多，常为单细胞，一种长而弯曲，壁薄，有微细疣状突起；另一种非腺毛较短，壁稍厚，具壁疣，有的具螺纹。柱头顶端表皮细胞呈绒毛状。薄壁细胞中含细小草酸钙簇晶。（图2-42）

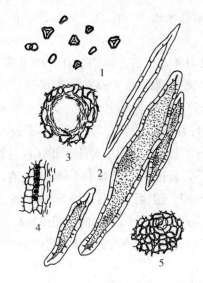

图2-41　丁香粉末图

1. 花粉粒　2. 纤维　3. 油室
4. 草酸钙簇晶　5. 气孔

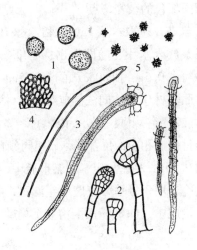

图2-42　金银花粉末图

1. 花粉粒　2. 腺毛　3. 非腺毛
4. 柱头顶端表皮细胞　5. 草酸钙簇晶

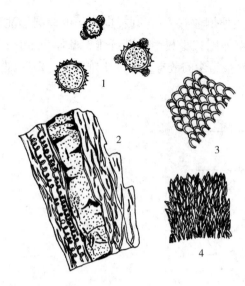

图 2 - 43 红花粉末图
1. 花粉粒 2. 分泌细胞
3. 花瓣顶端碎片 4. 花柱碎片

红花粉末:橙黄色。花粉粒类圆形、椭圆形或橄榄形，具3个萌发孔，外壁有齿状突起。花冠、花丝、柱头碎片多见，有长管状分泌细胞常位于导管旁，含黄棕色至红棕色分泌物。花冠裂片顶端表皮细胞外壁突起呈短绒毛状。柱头和花柱上部表皮细胞分化成圆锥形单细胞毛，先端尖或稍钝。草酸钙方晶存在于薄壁细胞中。（图 2 - 43）

（2）选择观察 洋金花粉末：淡黄色。花粉粒类球形或长圆形，表面有条纹状雕纹。花萼非腺毛1~3细胞，壁具疣突，腺毛头部1~5细胞，柄1~5细胞。花冠裂片边缘非腺毛1~10细胞，壁微具疣突。花丝基部非腺毛粗大，1~5细胞。花萼、花冠薄壁细胞中有草酸钙砂晶、方晶及簇晶。

3. 理化鉴定

（1）丁香 ①取粉末0.8g，置小试管中，加三氯甲烷2ml，浸渍约5分钟，吸取三氯甲烷浸液2~3滴于载玻片上，速加3%氢氧化钠的氯化钠饱和液1滴，加盖玻片，稍待，镜检可见簇状细针形丁香酚钠结晶（检查丁香酚）。另取三氯甲烷液上清液蒸干，加乙醇2ml，加三氯化铁试液1滴，呈暗绿色。②取粉末0.5g，加乙醚5ml，振摇数分钟，滤过，滤液作为供试品溶液。另取丁香酚对照品，加乙醚制成每1ml含16μl的溶液，作为对照品溶液。吸取上述两种溶液各5μl，分别点于同一硅胶G薄层板上，以石油醚（60~90℃）－乙酸乙酯（9：1）为展开剂，展开，取出，晾干，喷以5%香草醛硫酸溶液，在105℃加热至斑点显色清晰。供试品色谱中，在与对照品色谱相应的位置上，显相同颜色的斑点。

（2）金银花 取本品粉末0.2g，加甲醇5ml，放置12小时，滤过，取滤液作为供试品溶液。另取绿原酸对照品，加甲醇制成每1ml含1mg的溶液，作为对照品溶液。吸取供试品溶液10~20μl、对照品溶液10μl，分别点于同一硅胶H薄层板上，以乙酸丁酯－甲酸－水（7：2.5：2.5）的上层溶液为展开剂，展开，取出，晾干，置紫外光灯（365nm）下检视。供试品色谱中，在与对照品色谱相应的位置上，显相同颜色的荧光斑点。

（3）红花 ①取本品1g，加稀乙醇10ml，浸渍，倾取浸出液，于浸出液内悬挂一滤纸条，5分钟后把滤纸条放入水中，随即取出，滤纸条上部显淡黄色，下部显淡红色（检查红花苷和红花醌苷）。②取本品粉末0.5g，加80%丙酮溶液5ml，密塞，振摇15分钟，静置，取上清液作为供试品溶液。另取红花对照药材0.5g，同法制成对照药材溶液。吸取上述两种溶液各5μl，分别点于同一硅胶H薄层板上，以乙酸乙酯－甲酸－水－甲醇（7：2：3：0.4）为展开剂，展开，取出，晾干。供试品色谱中，在与对照药材色谱相应的位置上，显相同颜色的斑点。③取本品，置硅胶干燥器中干燥24小时，研成细粉，取约0.25g，精密称定，置锥形瓶中，加80%丙酮溶液50ml，连接冷凝器，置50℃水浴上温浸90分钟，放冷，用3号垂熔玻璃漏斗滤过，收集滤液于100ml量瓶中，用80%丙酮溶液25ml分次洗涤，洗液并入量瓶中，加80%丙酮溶液至刻度。摇匀，在518nm波长处测定吸光度，不得低于0.20。

四、实验注意事项

1. 贵重中药西红花可采用水试鉴别，将其浸水中，可见橙黄色成直线下降，并逐渐扩散，水被染成黄色（不是红色），无沉淀。

2. 花粉粒鉴别：花粉粒在花类药材显微鉴别中非常重要，主要看其形状、大小、萌发孔的数目等，如红花的花粉粒类圆形,丁香的花粉粒顶面观呈三角形。花粉粒的外壁特征对花类药材的品种鉴定也很有意义,应注意掌握,如金银花花粉粒外壁表面有细密短刺及圆形细颗粒状雕纹,而红花花粉粒外壁有齿状凸起。

五、作业

1. 写出蒲黄与松花粉、红花与西红花的药材性状不同点。
2. 绘制松花粉、丁香、金银花及红花的粉末显微特征鉴别图。
3. 记录丁香、金银花与红花的理化实验结果,并绘制薄层色谱图。

▶ 第七节 果实、种子类中药

实验十四 果实、种子类中药鉴别(一)

一、目的要求

1. 掌握下列药材及饮片的性状鉴别特征:地肤子、王不留行、五味子、肉豆蔻、葶苈子、木瓜、山楂、苦杏仁、桃仁、金樱子、沙苑子、决明子、补骨脂、枳壳、陈皮、佛手、吴茱萸、川楝子、巴豆、酸枣仁。
2. 掌握五味子、补骨脂、葶苈子、陈皮的显微鉴别特征。
3. 掌握补骨脂、木瓜、苦杏仁、葶苈子的理化鉴别方法。

二、仪器、试剂及材料

1. **仪器** 显微鉴别常用实验器具、紫外灯(365nm)、酸度计、恒温水浴锅、膨胀度测定管、分析天平、微量升华装置、回流提取器、量筒、试管、研钵、滤纸、吸管、酒精灯。

2. **试剂** 70%乙醇、70%盐酸羟胺甲醇液、20%氢氧化钾甲醇液、10%盐酸、1%三氯化铁乙醇液、醋酐、硫酸、三氯化铝、三硝基苯酚、蒸馏水。

3. **材料** 五味子、葶苈子、木瓜、山楂、苦杏仁、桃仁、金樱子、决明子、补骨脂、枳壳、陈皮、吴茱萸、巴豆、酸枣仁药材或饮片;五味子、补骨脂组织横切片;五味子、补骨脂、苦杏仁、葶苈子、木瓜、陈皮粉末;补骨脂素、熊果酸对照品等。

三、实验内容

1. 性状鉴定

(1) 地肤子(Kochiae Fructus) 呈扁球状五角星形;外被宿存花被。种子扁卵形,长约1mm,黑色。气微,味微苦。

(2) 王不留行(Vaccariae Semen) 呈球形;直径约2mm。表面黑色,少数红棕色,略有光泽,有细密颗粒状突起,种脐近圆形,下陷,一侧有1凹陷的纵沟。气微,味微涩、苦。

(3) 五味子(Schisandrae Chinensis Fructus) 习称"北五味子"。呈不规则球形或扁球形;表面红色、紫红色或暗红色，皱缩，显油润；有的表面呈黑红色或出现"白霜"。果肉柔软，种子1~2，肾形。果肉味酸，种子破碎后，有香气，味辛、微苦。

饮片　醋五味子：形如五味子，表面乌黑色，油润，稍有光泽。有醋香气。

【附】南五味子（Schisandrae Sphenantherae Fructus）　粒较小。表面棕红色至暗棕色，干瘪，皱缩，果肉薄，常紧贴种子上。

（4）肉豆蔻（Myristicae Semen）　呈卵圆形或椭圆形；表面灰棕色或灰黄色，有时外被白粉（石灰粉末）。全体有浅色纵行沟纹和不规则网状沟纹。质坚，断面显棕黄色相杂的大理石花纹。气香浓烈，味辛。

（5）葶苈子（Descurainiae Semen，Lepidii Semen）　商品有南葶苈子和北葶苈子。

南葶苈子：呈长圆形略扁。表面棕色或红棕色，微有光泽，具纵沟2条，其中1条较明显。一端钝圆，另端微凹或较平截，种脐类白色，位于凹入端或平截处。味微辛、苦，略带黏性。

北葶苈子：呈扁卵形。一端钝圆，另端尖而微凹，种脐位于凹入端。味微辛辣，黏性较强。

饮片　炒葶苈子：形如葶苈子，微鼓起，表面棕黄色，有油香气，不带黏性。

（6）木瓜（Chaenomelis Fructus）　长圆形，多纵剖成两半；外表紫红色或棕红色，有多数深皱纹。剖面周边均向内卷曲，果肉红棕色，中心部分可见凹陷的子房室。种子扁长三角形，多脱落。质坚硬。

饮片　呈类月牙形薄片。外表紫红色或棕红色，有不规则的深皱纹。切面棕红色。气微清香，味酸。

（7）山楂（Crataegi Fructus）　为圆形片，皱缩不平。外皮红色，具皱纹，有灰白色小斑点。果肉深黄色至浅棕色。中部横切片具5粒浅黄色果核，但核多脱落而中空。气微清香，味酸、微甜。

饮片　炒山楂：形如山楂片，果肉黄褐色，偶见焦斑。气清香，味酸、微甜。焦山楂：形如山楂片，表面焦褐色，内部黄褐色。有焦香气。

（8）苦杏仁（Armeniacae Semen Amarum）　呈扁心形。表面黄棕色至深棕色，一端尖，另端钝圆，基部两侧不对称。尖端一侧有短线形种脐，圆端合点处向上具多数深棕色的脉纹。种皮薄，子叶2，乳白色，富油性。压碎气特异，味苦。

饮片　燀苦杏仁：呈扁心形。表面乳白色至黄白色，肥厚，左右不对称，富油性。有特异香气，味苦。炒苦杏仁：形如燀杏仁。表面黄色或棕黄色，微带焦斑。有香气，味苦。

（9）桃仁（Persicae Semen）　呈扁长卵形；表面黄棕色至红棕色，密布颗粒状突起。一端尖，中部膨大，另端钝圆稍偏斜，边缘较薄。尖端一侧有短线状种脐，自圆端合点处散出多数纵向维管束脉纹。种皮薄，子叶2，类白色，富油性。味微苦。

山桃仁：类卵圆形，较小而肥厚。

（10）金樱子（Rosae Laevigatae Fructus）　为花托发育而成的假果；呈倒卵形。表面红黄色或红棕色，有突起的刺状小点。顶端有盘状花萼残基，中部膨大，向下渐细。质硬，切开后，内有多数坚硬的小瘦果，内壁及瘦果均有淡黄色绒毛。

饮片　金樱子肉：呈倒卵形纵剖瓣。表面红黄色或红棕色，有突起的棕色小点。顶端有花萼残基，下部渐尖。花托壁厚1~2mm，内面淡黄色，残存淡黄色绒毛。气微，味甘、微涩。

（11）沙苑子（Astragali Complanati Semen）　略呈肾形而稍扁，长2~2.5mm，宽1.5~2mm，厚约1mm。表面光滑，褐绿色或灰褐色，边缘一侧微凹处具圆形种脐。气微，味淡，嚼之有豆腥味。

饮片　盐沙苑子：形如沙苑子，表面鼓起，深褐绿色或深灰褐色。气微，味微咸，嚼之有豆腥味。

（12）决明子（Cassiae Semen）　略呈菱方形或短圆柱形，两端平行倾斜，形似马蹄。表面黄绿色，平滑有光泽。一端平坦，另端斜尖。质坚硬。

小决明：呈短圆柱形，较小。表面棱线两侧各有 1 片宽广的浅黄棕色带。

饮片　炒决明子：形如决明子，微鼓起，表面绿褐色或暗棕色，偶见焦斑。微有香气。

（13）补骨脂（Psoraleae Fructus）　呈肾形，略扁。表面黑色、黑褐色或灰褐色，具细微网状皱纹。果皮薄，与种子不易分离。

饮片　盐补骨脂：形如补骨脂。表面黑色或黑褐色，微鼓起。气微香，味微咸。

（14）枳壳（Aurantii Fructus）　半圆球形，翻口似盆状。外果皮棕褐色至褐色，有颗粒状突起，突起的顶端有凹点状油室，有明显的花柱残迹或果梗痕。切面中果皮黄白色，厚 0.4～1.3cm，边缘散有 1～2 列油室，瓤囊 7～12 瓣，干缩呈棕色至棕褐色，内藏种子。质坚硬。气清香，味苦、微酸。

饮片　麸炒枳壳：形如饮片枳壳，色较深，偶有焦斑。

【附】枳实（Aurantii Fructus Immaturus）　幼果呈半球形，少数为球形；外果皮黑绿色或暗棕绿色，具颗粒状突起和皱纹，有明显的花柱残迹或果梗痕。切面中果皮略隆起，厚 0.3～1.2cm，黄白色或黄褐色，边缘有 1～2 列油室，瓤囊棕褐色。气清香，味苦、微酸。

（15）陈皮（Citri Reticulatae Pericarpium）　分陈皮和广陈皮。

陈皮：常剥成数瓣，基部相连，呈不规则片状；外表面橙红色或红棕色，有细皱纹和凹下的点状油室。内表面浅黄白色，粗糙，附黄白色或黄棕色筋络状维管束。质稍硬而脆。气香，味辛、苦。

广陈皮：常 3 瓣相连，形状整齐，厚度均匀；点状油室较大，对光照视，透明清晰。质较柔软。

饮片　呈不规则的条状或丝状。

【附】青皮（Citri Reticulatae Pericarpium Viride）　橘的幼果称个青皮，未成熟的果实加工成四花青皮。四花青皮：果皮剖成 4 裂片，裂片长椭圆形。外表面灰绿色或黑绿色，密生多数油室；内表面类白色或黄白色，粗糙。断面外缘有油室 1～2 列。气香，味苦、辛。个青皮：呈类球形。表面灰绿色或黑绿色，微粗糙，有细密凹下的油室，顶端有柱基，基部果梗痕。质硬，断面果皮黄白色或淡黄棕色。瓤囊 8～10 瓣，淡棕色。气清香，味酸、苦、辛。

橘核（Citri Reticulatae Semen）　略呈卵形。表面淡黄白色或淡灰白色，光滑，一侧有种脊棱线，一端钝圆，另端渐尖成小柄状。外种皮薄而韧，内种皮菲薄，子叶 2，有油性。气微，味苦。

（16）佛手（Citri Sarcodactylis Fructus）　呈类椭圆形或卵圆形的薄片；常皱缩或卷曲。顶端稍宽，常有 3～5 个手指状的裂瓣，基部略窄，有的可见果梗痕。气香，味微甜后苦。

（17）吴茱萸（Euodiae Fructus）　呈球形或略呈五角状扁球形；表面暗黄绿色至褐色，粗糙，有多数点状突起或凹下的油点。顶端有五角星状的裂隙，基部残留被有黄色茸毛的果梗。横切面可见子房 5 室，每室有淡黄色种子 1 粒。气芳香浓郁，味辛辣而苦。

饮片　制吴茱萸：形如吴茱萸，表面棕褐色至暗棕色。

（18）川楝子（Toosendan Fructus）　呈类球形，直径 2～3.2cm。表面金黄色至棕黄色，微具光泽，微有凹陷或皱缩，具深棕色小点。顶端有花柱残痕，基部凹陷，有果梗痕。外果皮革质，与果肉间常成空隙，果肉松软，淡黄色，遇水润湿显黏性。气特异，味酸、苦。

（19）巴豆（Crotonis Fructus）　呈卵圆形，具 3 棱。表面灰黄色或稍深，有纵线 6 条，顶端平截。破开果壳，可见 3 室，每室含种子 1 粒。种子呈略扁的椭圆形，表面棕色，背面隆起；外种皮薄而脆，内种皮呈白色薄膜。气微，味辛辣。有大毒。

饮片　生巴豆：为巴豆的种仁，性状同药材。巴豆霜：为粒度均匀、疏松的淡黄色粉末，显油性。

（20）酸枣仁（Ziziphi Spinosae Semen）　呈扁圆形或扁椭圆形。表面紫红色或紫褐色，平滑有光泽。有的两面均呈圆隆状突起；有的一面较平坦，中间或有 1 条隆起的纵线纹；另一面稍突起。种皮较脆，胚乳白色，子叶 2，浅黄色，富油性。

饮片　炒酸枣仁：形如酸枣仁，表面微鼓起，微具焦斑，略有焦香气。味淡。

2. 显微鉴定

（1）重点观察　五味子果实横切面：外果皮为1列方形或长方形细胞，壁稍厚，外被角质层，散有油细胞；中果皮薄壁细胞10余列，散有小型外韧型维管束；内果皮为1列小方形薄壁细胞。种皮最外层为1列径向延长的石细胞，栅栏状，壁厚；其下为数列类圆形、三角形或多角形石细胞，纹孔较大；石细胞层下为数列薄壁细胞，种脊部位有维管束；油细胞层为1列长方形细胞，含棕黄色油滴；再下为3～5列小形细胞；种皮内表皮为1列小细胞；胚乳细胞内含脂肪油滴及糊粉粒。

五味子粉末：暗紫色。种皮表皮石细胞表面观呈多角形或长多角形，壁厚，孔沟细密，胞腔内含深棕色物；侧面观长方形，侧壁和外壁较厚。种皮内层石细胞呈多角形、类圆形或不规则形，纹孔较大。果皮表皮细胞表面观类多角形，垂周壁略呈连珠状增厚，表面有放射状角质线纹，表皮中散有油细胞。胚乳细胞呈多角形，内含脂肪油及糊粉粒。（图2－44）

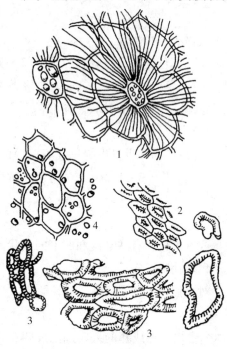

图2－44　五味子粉末图

1. 果皮表皮细胞　2. 种皮表皮石细胞
3. 种皮内层石细胞　4. 中果皮细胞

补骨脂粉末：种皮栅状细胞众多，细胞壁呈"V"字形增厚，上端可见光辉带；种皮支持细胞哑铃形，中部细胞壁增厚；壁内腺类圆形，表皮细胞数十个，中心细胞较小，周围细胞径向延长，辐射状排列，腺体腔内有众多油滴；非腺毛胞壁密布疣点，顶端细胞特长；腺毛多呈梨形，腺柄短，多单细胞，腺头多细胞或单细胞；另有子叶细胞和草酸钙小柱晶。（图2－45）

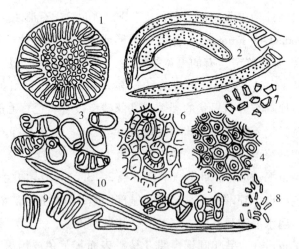

图2－45　补骨脂粉末图

1. 壁内腺　2. 非腺毛　3. 腺毛　4. 种皮支持细胞（顶面观）
5. 种皮支持细胞（侧面观）　6. 表皮及气孔　7. 草酸钙方晶
8. 草酸钙小柱晶　9. 种皮栅状细胞　10. 萼片维管束纤维

（2）选择观察　补骨脂果实横切面：果皮波状弯曲，果皮表皮细胞 1 列，凹陷处有众多扁圆形壁内腺；中果皮薄壁组织中有小型外韧型维管束，薄壁细胞中含草酸钙小柱晶。种皮外表皮为 1 列栅状细胞，其内为 1 列哑铃状支持细胞，种皮薄壁组织中有小型维管束。色素细胞 1 列，与种皮内表皮细胞相邻；子叶细胞充满糊粉粒与油滴。

南葶苈子粉末：黄棕色。种皮外表皮细胞为黏液细胞，断面观类方形，内壁增厚向外延伸成纤维素柱，纤维素柱长 8～18μm，顶端钝圆、偏斜或平截，周围可见黏液质纹理。种皮内表皮细胞为黄色，表面观呈长方多角形。

北葶苈子粉末：种皮外表皮细胞断面观略呈类长方形，纤维素柱较长，长 24～34μm。种皮内表皮细胞表面观长方多角形或类方形。

陈皮粉末：黄白色至黄棕色。中果皮薄壁细胞壁不均匀增厚，有的成连珠状。果皮表皮细胞表面观多角形、类方形或长方形，垂周壁稍厚，气孔类圆形，副卫细胞不清晰；侧面观外被角质层，靠外方的径向壁增厚。草酸钙方晶成片存在于中果皮薄壁细胞中，呈多面体形、菱形或双锥形。橙皮苷结晶多存在于薄壁细胞中，呈圆形或无定形团块，有的可见放射状条纹。螺纹导管、孔纹导管和网纹导管及管胞较小。

3. 理化鉴定

（1）补骨脂　①取粉末少量进行微量升华，可见针状、针簇状结晶（检查香豆素）。②取粉末 0.5g，加乙酸乙酯 20ml，超声处理 15 分钟，滤过，滤液蒸干，残渣加乙酸乙酯 1ml 使溶解，作为供试品溶液。另取补骨脂素对照品、异补骨脂素对照品，加乙酸乙酯制成每 1ml 各含 2mg 的混合溶液，作为对照品溶液。照薄层色谱法试验，吸取上述两种溶液各 2～4μl，分别点于同一硅胶 G 薄层板上，以正己烷 - 乙酸乙酯（4∶1）为展开剂，展开，取出，晾干，喷以 10% 氢氧化钾甲醇溶液，置紫外光灯（365nm）下检视。供试品色谱中，在与对照品色谱相应的位置上，显相同的两个蓝白色荧光斑点。

（2）木瓜　①取粉末 5g，加水 50ml，振摇，放置 1 小时，滤过，滤液用校准的酸度计测定，pH 为 3～4。②取本品粉末 1g，加三氯甲烷 10ml，超声处理 30 分钟，滤过，滤液蒸干，残渣加甲醇 - 三氯甲烷（1∶3）混合溶液 2ml 使溶解，作为供试品溶液，另取木瓜对照药材 1g，同法制成对照药材溶液，再取熊果酸对照品，加甲醇制成每 1ml 含 0.5mg 的溶液，作为对照品溶液。照薄层色谱法试验，吸取上述三种溶液各 1～2μl，分别点于同一硅胶 G 薄层板上，以环己烷 - 乙酸乙酯 - 丙酮 - 甲酸（6∶0.5∶1∶0.1）为展开剂，展开，取出，晾干，喷以 10% 硫酸乙醇溶液，在 105℃加热至斑点显色清晰，分别置日光和紫外光灯（365nm）下检视。供试品色谱中，在与对照药材色谱相应的位置上，显相同颜色的斑点和荧光斑点；在与对照品色谱相应的位置上，显相同的紫红色斑点和橙黄色荧光斑点。

（3）苦杏仁　①取数粒，加水共研，发出苯甲醛的特殊香气。②取粉末 0.1g，置试管中，加水数滴使湿润，试管中悬挂一条三硝基苯酚试纸，用软木塞塞紧，温水浴中加热 10 分钟，试纸显砖红色。

（4）葶苈子　准确称取葶苈子 0.6g，置膨胀度测定管中，在 20～50℃条件下，加水 25ml，密塞，振摇，静置。开始 1 小时内每 10 分钟振摇 1 次，然后静置 4 小时，记录膨胀后的体积毫升数，再静置 1 小时，记录其体积毫升数，如上读数，至连续两次读数的差异不超过 0.1ml 为止。每一样品同时测定 3 份，各取最后一次读取的数值按下式计算，求其平均数，即得供试品的膨胀度。

$$膨胀度(S) = \frac{葶苈子膨胀后的体积毫升数(V)}{葶苈子干燥品称取的克数(W)}$$

北葶苈子不得低于 12；南葶苈子不得低于 3。

四、实验注意事项

在植物器官中只有种子含有糊粉粒。因此糊粉粒是确定种子类粉末中药的主要标志。糊粉粒的形状、大小及构造常依植物种类而异，在中药鉴定中有着重要的意义。

五、作业

1. 写出北五味子与南五味子、皱皮木瓜与光皮木瓜药材的性状特征不同点。
2. 绘制五味子、补骨脂粉末的显微特征图。
3. 记录各理化实验结果。

实验十五　果实、种子类中药鉴别（二）

一、目的要求

1. 掌握下列药材及饮片的性状鉴别特征：胖大海、小茴香、山茱萸、连翘、女贞子、马钱子、菟丝子、牵牛子、夏枯草、枸杞子、栀子、瓜蒌（附：瓜蒌皮、瓜蒌子）、车前子（附：车前草）、牛蒡子、薏苡仁、槟榔（附：大腹皮）、砂仁、草果、豆蔻、红豆蔻、草豆蔻、益智。
2. 掌握小茴香、山茱萸、马钱子、砂仁、牵牛子、栀子、槟榔的显微鉴别特征。
3. 掌握连翘、马钱子、栀子、槟榔的理化鉴别方法。

二、仪器、试剂及材料

1. 仪器　显微鉴别常用实验器具、紫外灯（365nm）、量筒、恒温水浴锅、蒸发皿、试管、滤纸、吸管、锥形瓶、烧杯、酒精灯。

2. 试剂　70% 乙醇、冰醋酸、浓硫酸、5% 硫酸、1% 钒酸铵的硫酸液、硝酸、碘化铋钾试液、蒸馏水。

3. 材料　小茴香、山茱萸、连翘、女贞子、马钱子、菟丝子、牵牛子、枸杞子、栀子、瓜蒌（附：瓜蒌皮、瓜蒌子）、车前子（附：车前草）、薏苡仁、槟榔（附：大腹皮）、砂仁、豆蔻等药材或饮片。小茴香组织横切片，连翘、马钱子、牵牛子、山茱萸、槟榔、栀子、豆蔻粉末等。

三、实验内容

1. 性状鉴定

（1）胖大海（Sterculiae Lychnophorae Semen）　呈纺锤形或椭圆形；先端钝圆，基部略尖而歪，具浅色的圆形种脐。表面棕色或暗棕色，微有光泽，具不规则的干缩皱纹。外层种皮极薄，质脆，易脱落，中层种皮较厚，黑褐色，质松易碎，遇水膨胀成海绵状。性寒，味甘。

（2）小茴香（Foeniculi Fructus） 双悬果呈长圆柱形；表面黄绿色或淡黄色，顶端有突起的柱基。分果呈长椭圆形，背面有纵棱5条，接合面平坦而较宽。横切面略呈五边形，背面的四边约等长。有特异香气，味微甜、辛。

饮片 盐小茴香：形如小茴香，微鼓起，色泽加深，偶有焦斑。味微咸。

（3）山茱萸（Corni Fructus） 呈不规则的片状或囊状；表面紫红色至紫黑色，皱缩，有光泽。顶端有的可见圆形宿萼痕，基部有果柄痕。质柔润，气微，味酸涩而微苦。

饮片 酒萸肉：形如山茱萸，表面紫黑色或黑色，质滋润柔软。微有酒香气。

（4）连翘（Forsythiae Fructus） 商品有青翘（初成熟的果实）、老翘（熟透的果实）之分。呈长卵形至卵形，稍扁；表面有不规则的纵皱纹和多数凸起的小斑点，两面各有1条明显的纵沟，顶端尖锐。青翘多不开裂，表面绿褐色，斑点较少；老翘自顶端开裂或裂成两瓣，表面黄棕色或红棕色，内表面具一纵隔。质脆，气微香，味苦。

（5）女贞子（Ligustri Lucidi Fructus） 呈卵形、椭圆形或肾形；表面黑紫色或灰黑色，皱缩不平。外果皮薄，中果皮较疏松，易剥离；内果皮木质，具纵棱，内有种子常为1粒。种子肾形，紫黑色，油性。

饮片 酒女贞子：形如女贞子，表面黑褐色或灰黑色，常附有白色粉霜。微有酒香气。

（6）马钱子（Strychni Semen） 呈扁圆纽扣状，常一面隆起，一面稍凹下；表面密被灰棕色或灰绿色绢状茸毛，自中间向四周呈辐射状排列，有丝样光泽；边缘稍隆起，较厚，有突起的珠孔，底面中心有突起的圆点状种脐。质坚硬，平行剖面可见淡黄白色胚乳，子叶心形，叶脉5~7条。味极苦；有大毒。

云南马钱：呈扁长圆形或扁圆形，边缘较薄而微翘，子叶卵形，叶脉3条。有毒。

饮片 制马钱子：形如马钱子，两面均膨胀鼓起，边缘较厚。表面棕褐色或深棕色，质坚脆，平行剖面可见棕褐色或深棕色的胚乳。微有香气，味极苦。

（7）菟丝子（Cuscutae Semen） 呈类球形，直径1~2mm；表面灰棕色或黄棕色，具细密突起的小点，一端有微凹的线形种脐。质坚硬，不易以指甲压碎；用水煮之种皮破裂，可见黄白色卷旋状的胚，形如吐丝。

饮片 盐菟丝子：形如菟丝子，表面棕黄色，裂开，略有香气。

（8）牵牛子（Pharbitidis Semen） 呈三棱状卵形，似橘瓣；表面灰黑色（黑丑）或淡黄白色（白丑）；背面有1条浅纵沟，腹面棱线下端有一点状种脐，微凹。质硬，横切面可见淡黄色或黄绿色皱缩折叠的子叶。水浸后种皮呈龟裂状，有明显黏滑感。

饮片 炒牵牛子：形如牵牛子，表面黑褐色或黄棕色，稍有鼓起，微具香气。

（9）夏枯草（Prunellae Spica） 呈棒状，略扁，长1.5~8cm，直径0.8~1.5cm，淡棕色至棕红色。全穗由数轮至10数轮宿萼与苞片组成，每轮有对生苞片2片，呈扇形，先端尖尾状，脉纹明显，外表面有白毛。性寒，味辛、苦。

（10）枸杞子（Lycii Fructus） 呈纺锤形或椭圆形；表面鲜红色或暗红色，具不规则皱纹，略有光泽；质地柔软而滋润；内藏种子多数。味甜。

（11）栀子（Gardeniae Fructus） 呈长卵圆形或椭圆形；表面红黄色或棕红色，具6条翅状纵棱，棱间常有1条明显的纵脉纹，并有分枝；顶端残留萼片，基部有果柄痕。果皮薄而脆，内表面具2~3条隆起的假隔膜；种子多数，集结成团，深红色或红黄色，表面密具细小疣状突起。味微酸而苦。

饮片 栀子：呈不规则碎块，果表皮面红黄色或棕红色。有的可见翅状纵棱。种子多数，扁卵圆形，深红色或红黄色。气微，味微酸而苦。炒栀子：形如栀子碎块，黄褐色。焦栀子：形如栀子或不规则碎块，表面焦褐色或焦黑色。果皮的内表面棕色，种子表面黄棕色或棕褐色。气微，味微酸而苦。

（12）瓜蒌（Trichosanthis Fructus） 呈类球形或宽椭圆形；表面橙红色或橙黄色，皱缩或光滑，顶端有圆形的花柱残基，基部具残存果梗。轻重不一。质脆，易破开，内表面黄白色，有红黄色丝络，果瓤橙黄色，黏稠，与多数种子黏结成团。具焦糖气，味微酸、甜。

【附】瓜蒌皮（Trichosanthis Pericarpium） 常切成 2 至数瓣，边缘向内卷曲；外表面橙红色或橙黄色，皱缩，有的具残存果梗；内表面黄白色；质较脆，易折断。具焦糖气，味淡、微酸。

瓜蒌子（Trichosanthis Semen） 栝楼：呈扁平椭圆形；表面浅棕色或棕褐色，平滑，沿边缘有一圈沟纹；顶端较尖，基部钝圆或较狭。种皮坚硬，内种皮膜质，灰绿色，子叶 2，黄白色，富油性。双边栝楼：较大而扁，沟纹明显而环边较宽，顶端平截。

（13）车前子（Plantaginis Semen） 呈椭圆形、不规则长圆形或三角状长圆形，略扁；表面黄棕色至黑褐色，有细皱纹，一面有灰白色凹点状种脐。质硬，气微，味淡。

【附】车前草（Plantaginis Herba） 车前：根丛生，须状；叶基生，具长柄；叶片皱缩，展平后呈卵状椭圆形或宽卵形；表面灰绿色或污绿色，具明显弧形脉 5~7 条，先端钝或短尖，基部宽楔形，全缘或有不规则波状浅齿。穗状花序数条，花茎长；蒴果盖裂，萼宿存。平车前：主根直而长，叶片较狭，长椭圆形或椭圆状披针形。

（14）牛蒡子（Arctii Fructus） 呈长倒卵形，略扁，微弯曲，表面灰褐色，带紫黑色斑点，有数条纵棱，通常中间 1~2 条较明显。气微，味苦后微辛而稍麻舌。

饮片 炒牛蒡子形如牛蒡子，色泽加深，略鼓起。微有香气。

（15）薏苡仁（Coicis Semen） 呈宽卵形或长椭圆形；表面乳白色，光滑，偶有残存的黄褐色种皮；一端钝圆，另端较宽而微凹，有 1 淡棕色点状种脐；背面圆凸，腹面有 1 条较宽而深的纵沟；质坚实，断面白色，粉性。

饮片 麸薏苡仁：形如薏苡仁，微鼓起，表面微黄色。

（16）槟榔（Arecae Semen） 呈扁球形或圆锥形；表面淡黄棕色或淡红棕色，具稍凹下的网状沟纹，底部中心有珠孔，其旁有瘢痕状种脐；质坚硬。

饮片 类圆形薄片，切面可见棕色种皮与白色胚乳相间的大理石样花纹。

炒槟榔：形如槟榔片，表面微黄色，可见大理石花纹。

焦槟榔：呈类圆形的薄片。直径 1.5~3cm，厚 1~2mm。表面焦黄色，可见大理石样花纹，质脆，易碎。气微，味涩、微苦。

【附】大腹皮（Arecae Pericarpium） 略呈椭圆形或长卵形瓢状；外果皮深棕色至近黑色，具不规则的纵皱纹及隆起的横纹；内果皮凹陷，光滑，呈硬壳状；体轻，质硬，纵向撕裂后可见中果皮纤维。

（17）砂仁（Amomi Fructus） 阳春砂、绿壳砂：呈椭圆形或卵圆形，有不明显的三棱；表面棕褐色，密生刺状突起；果皮薄而软；种子集结成团，具三钝棱，中有白色隔膜，将种子团分成 3 瓣，每瓣有种子 5~26 粒；种子棕红色或暗褐色，外被淡棕色膜质假种皮；质硬，胚乳灰白色；气芳香而浓烈，味辛凉、微苦。

海南砂：有明显的三棱，表面被片状、分枝的软刺；果皮厚而硬；种子团较小，每瓣有种子 3~24 粒，种子较小，气味稍淡。

（18）草果（Tsaoko Fructus） 呈长椭圆形，具三钝棱；表面灰棕色至红棕色，具纵沟及棱线，顶端有圆形突起的柱基，基部有果梗或果梗痕。果皮质坚韧，易纵向撕裂。剥去外皮，中间有黄棕色隔膜，将种子团分成3瓣，每瓣有种子8～11粒。种子呈圆锥状多面体，直径约5mm。味辛、微苦。

饮片 炒草果仁：呈圆锥状多面体，表面棕红色至红棕色，有的可见外被残留灰白色膜质假种皮。种脊为一条纵沟，尖端有凹状的种脐。胚乳灰白色至黄白色，有特异香气，味辛辣、微苦。

姜草果：形如草果仁，棕褐色，偶见焦斑。有特异香气，味辣、微苦。

（19）豆蔻（Amomi Fructus Rotundus） 商品按产地不同分原豆蔻和印尼豆蔻。原豆蔻：呈类球形，直径约1.2～1.8cm，黄白色至淡黄棕色，略具钝三棱，有3条较深的纵向槽纹，顶端及基部有浅棕色毛茸；果皮体轻，质脆，易纵向裂开，内分3室，每室含种子约10粒；种子呈不规则多面体，外被膜质假种皮；气芳香，味辛凉，略似樟脑。

印尼豆蔻：个略小；表面黄白色，有的微显紫棕色；果皮较薄，种子瘦瘪；气味均淡。

（20）红豆蔻（Galangae Fructus） 呈长球形，中部略细；表面红棕色或暗红色，略皱缩，顶端有黄白色管状宿萼，基部有果梗痕。果皮薄，易破碎。种子6，扁圆形或三角状多面形色。气香，味辛辣。

（21）草豆蔻（Alpiniae Katsumadai Semen） 为类球形的种子团，直径1.5～2.7cm；表面灰褐色，中间有黄白色的隔膜，将种子团分成3瓣，每瓣有种子多数，粘连紧密，种子团略光滑。种子为卵圆状多面体，气香，味辛，微苦。

（22）益智（Alpiniae Oxyphyllae Fructus） 呈椭圆形，两端略尖；表面棕色或灰棕色，有纵向凹凸不平的突起棱线13～20条，顶端有花被残基，基部常残存果梗。果皮薄而稍韧，与种子紧贴，种子集结成团，中有隔膜将种子团分为3瓣，每瓣有种子6～11粒。有特异香气，味辛，微苦。

2. 显微鉴定

（1）重点观察 小茴香分果横切面：外果皮为1列扁平细胞，外被角质层；中果皮纵棱处有维管束，其周围有多数木化网纹细胞；背面纵棱间各有椭圆形棕色油管1个，接合面有油管2个，共6个；内果皮为1列扁平细胞，长短不一，镶嵌状排列，含棕色物质；内胚乳细胞多角形，含多数糊粉粒，每个糊粉粒中含有小簇晶。（图2－46）

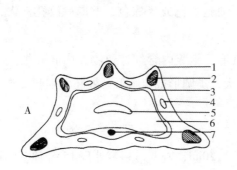
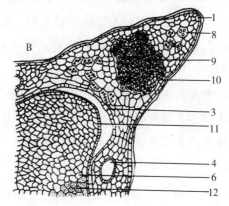

图2－46 小茴香（分果）横切面简图

A 简图 B 详图

1. 外果皮 2. 维管束 3. 内果皮 4. 油管 5. 胚 6. 内胚乳

7. 种脊维管束 8. 网纹细胞 9. 木质部 10. 韧皮部 11. 种皮 12. 糊粉粒

山茱萸粉末:红褐色。果皮表皮细胞表面观多角形或类长方形,垂周壁连珠状增厚,外平周壁颗粒状角质增厚,胞腔含淡橙黄色物;中果皮细胞橙棕色,多皱缩;石细胞类方形、卵圆形或长方形,纹孔明显,胞腔大;草酸钙簇晶少数。(图2-47)

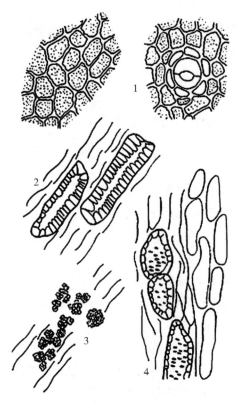

图2-47 山茱萸粉末图
1. 果皮表皮细胞　2. 中果皮细胞
3. 草酸钙簇晶　4. 石细胞

马钱子粉末:灰黄色。非腺毛为种皮表皮毛,单细胞,多碎断,基部膨大似石细胞,壁极厚,木化;胚乳细胞多角形,壁厚,内含脂肪油及糊粉。

云南马钱子粉末:种皮表皮毛稍扭曲,毛肋常分散。

阳春砂种子横切面:假种皮有时残存;种皮表皮细胞1列,径向延长,壁稍厚;下皮细胞1列,含棕色或红棕色物。油细胞层为1列油细胞,含黄色油滴。色素层为数列棕色细胞,细胞多角形,排列不规则。内种皮为1列栅状厚壁细胞,黄棕色,内壁及侧壁极厚,细胞小,内含硅质块。外胚乳细胞含淀粉粒,并有少数细小草酸钙方晶。内胚乳细胞含细小糊粉粒和脂肪油滴。

砂仁粉末:灰棕色。内种皮厚壁细胞红棕色或黄棕色,表面观多角形,壁厚,非木化,胞腔内含硅质块;断面观为1列栅状细胞,内壁及侧壁极厚,胞腔偏外侧,内含硅质块。种皮表皮细胞淡黄色,表面观长条形,常与下皮细胞上下层垂直排列;下皮细胞含棕色或红棕色物。色素层细胞皱缩,界限不清楚,含红棕色或深棕色物。外胚乳细胞类长方形或不规则形,充满细小淀粉粒集结成的淀粉团,有的包埋有细小草酸钙方晶。内胚乳细胞含细小糊粉粒和脂肪油滴。油细胞无色,壁薄,偶见油滴散在。

(2)选择观察　牵牛子粉末:淡黄棕色。种皮表皮细胞深棕色,形状不规则,壁波状。非腺毛单细胞,黄棕色,稍弯曲。子叶碎片中有分泌腔,圆形或椭圆形。草酸钙簇晶直径10~25μm。栅状组织碎片和光辉带有时可见。

栀子粉末:红棕色。内果皮石细胞类长方形、类圆形或类三角形,胞腔内常含草酸钙方晶;内果皮纤维细长,梭形,常交错、斜向镶嵌状排列;种皮石细胞黄色或淡棕色,壁厚,纹孔甚大,胞腔棕红色;具草酸钙簇晶。

槟榔粉末:种皮石细胞呈纺锤形、多角形或长条形,胞腔内含红棕色物;内胚乳细胞极多,多破碎,完整者呈不规则多角形或类方形,纹孔较多,甚大,类圆形或矩圆形;外胚乳细胞呈类方形、多角形或长条状,胞腔内大多充满红棕色至深棕色物。

3. 理化鉴定

(1)连翘　取本品粉末1g,加石油醚(30~60℃)20ml,密塞,超声处理15分钟,滤过,弃去石油醚液,残渣挥干石油醚,加甲醇20ml,密塞,超声处理20分钟,滤过,滤液蒸干,残渣加甲醇5ml使溶解,作为供试品溶液。另取连翘对照药材1g,同法制成对照药材溶液。再取连翘苷对照品,加甲醇制成每1ml含0.25mg的溶液,作为对照品溶液。照薄层色谱法试验,吸取上述三种溶液各3μl,分别点于同一硅胶G薄层板上,以三氯甲烷-甲醇(8:1)为展开剂,展开,取出,晾干,喷以10%硫酸乙醇溶液,在105℃加热至斑点显色清晰。供试品色谱中,在与对照药材色谱和对照品色谱相应的位置上,显相同颜色的斑点。

（2）马钱子　取本品胚乳切片，加 1% 钒酸铵的硫酸溶液 1 滴，胚乳即显紫色（检查番木鳖碱）。另取胚乳切片，加发烟硝酸 1 滴，即显橙红色（检查马钱子碱）。

（3）栀子　取粉末 0.2g，加水 5ml，置水浴中加热 3 分钟，滤过。取滤液 5 滴，置蒸发皿中，蒸干，加硫酸 1 滴，即显蓝绿色，迅速变为褐色，继转为紫褐色（检查西红花素）。

（4）槟榔　取粉末 0.5g，加水 3~4ml，加 5% 硫酸 1 滴，微热数分钟，滤过，取滤液 1 滴于载玻片上，加碘化铋钾试液 1 滴，即显混浊，放置后，置显微镜下观察，有石榴红色的球晶或方晶产生（检查槟榔碱）。

四、实验注意事项

1. 错入组织　注意观察槟榔的错入组织是由种皮内层和外胚乳的折合层，不规则地伸入于内胚乳中所形成的；肉豆蔻的错入组织是由外胚乳伸入于内胚乳中而形成的

2. 种子水试鉴别　注意观察不同种子水试后所出现的现象，如葶苈子、车前子水浸后种皮显黏液；牵牛子水浸后种皮呈龟裂状；菟丝子用开水浸泡，表面有黏性，加热煮至种皮破裂时露出白色卷旋状的胚。

3. 观察　在观察牵牛子、菟丝子等药材的"光辉带"时，要注意显微镜灯光亮弱程度的调节。

4. 伞形科植物的果实　注意观察内果皮细胞的形态，以 5~8 个狭长的薄壁细胞互相并列为一群，各群以斜角联合呈镶嵌状，成为"镶嵌细胞"。

五、作业

1. 写出马钱子与云南马钱子、阳春砂与海南砂、栀子与水栀子的药材性状不同点。

2. 绘制小茴香分果横切面组织简图；马钱子、山茱萸及砂仁粉末特征图。

3. 记录各理化实验结果。

◎ 第八节　全草类中药

实验十六　全草类中药鉴别（一）

一、目的要求

1. 掌握下列药材及饮片的性状鉴别特征：麻黄、槲寄生、鱼腥草、仙鹤草、紫花地丁、金钱草、广藿香、半枝莲、荆芥、益母草。

2. 掌握麻黄、广藿香的显微鉴别特征。熟悉金钱草、益母草的显微鉴别特征。

3. 掌握麻黄的理化鉴别方法。

二、仪器、试剂及材料

1. 仪器 显微鉴别常用实验器具、紫外灯（365nm）、量筒、试管、锥形瓶、分液漏斗。

2. 试剂 稀盐酸、蒸馏水、氨水、三氯甲烷、氨制氯化铜试液、二硫化碳试液、5%氢氧化钾溶液。

3. 材料 麻黄、槲寄生、淫羊藿、紫花地丁、金钱草、广藿香、半枝莲、荆芥、益母草药材或饮片；麻黄组织横切片及粉末，金钱草、广藿香、益母草组织横切片。

三、实验内容

1. 性状鉴定

（1）麻黄（Ephedrae Herba） 草麻黄：呈细长圆柱形，少分枝；表面淡绿色至黄绿色，有细纵脊线，触之微有粗糙感。节明显，节间长2～6cm。节上有膜质鳞叶，先端多2（稀3）裂，裂片锐三角形，先端反曲，基部联合成筒状，红棕色。折断面略呈纤维性，髓部红棕色。

中麻黄：多分枝，有粗糙感；鳞叶先端多3（稀2）裂，裂片锐尖三角形。

木贼麻黄：较多分枝，无粗糙感；节间长1.5～3cm。鳞叶先端多2（稀3）裂，裂片短三角形，灰白色，先端多不反曲。

饮片 麻黄：呈圆柱形的段；表面淡黄绿色至黄绿色，粗糙，有细纵脊线，节上有细小鳞叶。切面中心显红黄色。气微香，味涩、微苦。

蜜麻黄：形如饮片麻黄。表面深黄色，微有光泽，略具黏性。有蜜香气，味甜。

（2）槲寄生（Visci Herba） 茎枝呈圆柱形，2～5叉状分枝；表面黄绿色、金黄色或黄棕色；节膨大，断面髓部常偏向一边。叶对生，无柄；呈长椭圆状披针形，先端钝圆，基部楔形，全缘；表面黄绿色，革质。

饮片 呈不规则的厚片。茎外皮黄绿色、黄棕色或棕褐色。切面皮部黄色，木部浅黄色，有放射状纹理，髓部常偏向一边。叶片黄绿色或黄棕色，全缘，有细皱纹；革质。味微苦，嚼之有黏性。

（3）鲜鱼腥草（Houttuyniae Herba） 茎呈扁圆柱形；叶互生，叶片呈心形，先端渐尖，全缘；叶柄细长，基部与托叶合生成鞘状。穗状花序顶生，黄棕色。搓破有鱼腥气，味微涩。干鱼腥草：为不规则的段。茎扁平圆柱形，扭曲，表面黄棕色，有纵棱。叶片多破碎，展平后呈心形，黄棕色至暗棕色。穗状花序黄棕色。搓碎具鱼腥气，味涩。

（4）仙鹤草（Agrimoniae Herba） 全体被白色柔毛；茎下部圆柱形，红棕色，上部方柱形，四边略凹陷，绿褐色，有纵沟及棱线，有节，体轻，质硬、易折断，断面中空。单数羽状复叶互生，叶片有大小两种，相间生于叶轴上，完整小叶展平后呈卵形或长椭圆形，边缘有锯齿；总状花序细长，萼筒上部有钩刺，偶可见花及果。气微，味微苦。

（5）紫花地丁（Violae Herba） 本品多皱缩成团。主根长圆锥形；叶基生，灰绿色，叶片呈披针形或卵状披针形，先端钝，基部截形或稍心形，边缘具钝锯齿，两面有毛；叶柄细，上部具明显狭翅。花茎纤细。花瓣5，紫堇色或淡棕色。花距细管状。蒴果椭圆形或3裂，种子多数，淡棕色。气微，味微苦而稍黏。

（6）金钱草（Lysimachiae Herba） 本品常缠结成团，无毛或被疏柔毛；茎扭曲，表面棕色或暗棕红色，断面实心。叶对生，多皱缩，展平后宽卵形或心形，全缘。水浸后，对光透视可见黑色或褐色条纹。有的叶腋内具长梗的单花，黄色。气微，味淡。

饮片　为不规则的段；茎棕色或暗棕红色，有纵纹，实心。叶对生，展平后呈宽卵形或心形，上表面灰绿色或棕褐色，下表面色较浅，主脉明显突出，用水浸后，对光透视可见黑色或褐色的条纹。偶见黄色花，单生叶腋。气微，味淡。

（7）广藿香（Pogostemonis Herba）　茎略成方柱形，表面密被柔毛，老茎类圆柱形，被灰褐色栓皮；叶对生，皱缩成团，展平后叶片呈卵形或椭圆形，下部叶常脱落，完整叶呈卵形，边缘具大小不规则钝齿，两面被灰白色柔毛。气香特异，味微苦。

石牌广藿香：枝条较小，表面灰黄色或灰褐色，叶片较小，暗绿褐色。

海南广藿香：枝条粗壮，灰棕色至浅紫棕色，叶片较大而薄，浅棕褐色。

饮片　呈不规则的段；茎略成方柱形，表面灰褐色，被柔毛。切面有白色髓。叶破碎或皱缩成团，完整者展平后呈卵形或椭圆形，边缘具大小不规则的钝齿，两面被灰白色柔毛。香气特异。

（8）半枝莲（Scutellariae Barbatae Herba）　根纤细。茎丛生，较细，方柱形；表面暗紫色或棕绿色。叶对生，有短柄，叶片多皱缩，呈三角状卵形或披针形；花单生于茎枝上部叶腋，花萼裂片钝或较圆；花冠二唇形，棕黄色或浅蓝紫色，被毛。果实扁球形，浅棕色。气微，味微苦。

饮片　呈不规则的段。茎方柱形，中空，表面暗紫色或棕绿色。叶对生，多破碎，上表面暗绿色，下表面灰绿色。花萼下唇裂片钝或较圆；花冠唇形，棕黄色或浅蓝紫色，被毛。果实扁球形，浅棕色。气微，味微苦。

（9）荆芥（Schizonepetae Herba）　茎呈方柱形；上部有分枝，表面淡黄绿色或淡紫红色，被短柔毛；体轻，质脆，叶多已脱落，穗状轮伞花序顶生。小坚果棕黑色。气芳香，味微涩而辛凉。

饮片　荆芥：呈不规则的段。茎呈方柱形，表面淡黄绿色或淡紫红色，被短柔毛。切面类白色。叶多已脱落。穗状轮伞花序。气芳香，味微涩而辛凉。

荆芥炭：为不规则的段，长 5mm。全体黑褐色。茎方柱形，体轻，质脆，断面焦褐色。叶对生，多已脱落。花冠多脱落，宿萼钟状。略具香气，味苦而辛。

（10）益母草（Leonuri Herba）　茎呈方柱形，四面凹下成纵沟，表面青绿色；叶对生，下部茎生叶掌状 3 裂，上部叶羽状深裂，轮伞花序腋生，苞片刺状，花萼宿存。

饮片　呈不规则的段；茎方形，四面凹下成纵沟，灰绿色或黄绿色。切面中部有白髓。叶片灰绿色，多皱缩、破碎。轮伞花序腋生，花黄棕色，花萼筒状，花冠二唇形。味微苦。

2. 显微鉴定

（1）重点观察　麻黄茎横切面：草麻黄表皮细胞外被厚的角质层；脊线较密，有蜡质疣状突起，两脊线间有下陷气孔。下皮纤维束位于脊线处，壁厚，非木化。皮层较宽，纤维成束散在。中柱鞘纤维束新月形。维管束外韧型，8～10 个。形成层环类圆形。木质部呈三角状。髓部薄壁细胞含棕色块；偶有环髓纤维。表皮细胞外壁、皮层薄壁细胞及纤维均有多数微小草酸钙砂晶或方晶。（图 2－48）

中麻黄：维管束 12～15 个。形成层环类三角形。环髓纤维成束或单个散在。

木贼麻黄：维管束 8～10 个。形成层环类圆形。无环髓纤维。

草麻黄粉末：表皮细胞表面观呈类长方形，外壁布满草酸钙砂晶；角质层厚约 18μm。气孔特异，侧面观保卫细胞似电话筒状。纤维多成束，有的木化，壁上布满砂晶，形成嵌晶纤维。螺纹、具缘纹孔导管，导管分子端壁具多数穿孔，形成特殊的麻黄式穿孔板。薄壁细胞含细小簇晶、色素块、石细胞等。（图 2－49）

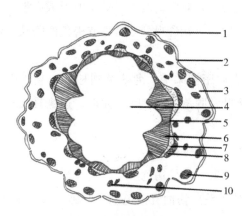

图 2-48　草麻黄茎横切面图

1. 表皮　2. 气孔　3. 皮层　4. 髓
5. 形成层　6. 木质部　7. 韧皮部
8. 中柱鞘纤维　9. 下皮纤维　10. 皮层纤维

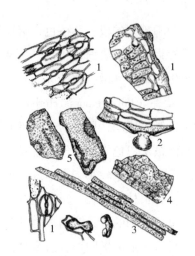

图 2-49　麻黄（草麻黄）粉末图详图

1. 表皮细胞及气孔　2. 角质层突起部分
3. 嵌晶纤维　4. 皮层薄壁细胞　5. 棕色快

广藿香茎的横切面：表皮细胞 1 列，排列不整齐，外方有非腺毛、腺鳞及小腺毛，表皮下为 3~5 列木栓化细胞组成。皮层的外侧为厚角细胞，角隅处更发达，内方为薄壁细胞，有大型的细胞间隙，内有间隙腺毛，腺毛常纵向排列，腺头单细胞，长圆或类圆形，内含黄色或黄绿色挥发油，薄壁细胞中含草酸钙针晶。纤维成束，断续环列。韧皮部狭窄；木质部四角处发达，由导管、木薄壁细胞及木纤维组成，均木化。髓部细胞微木化，含草酸钙针晶束及片状晶。

（2）选择观察　金钱草茎横切面：表皮细胞外被角质层，有时可见腺毛，头部单细胞，柄部 1~2 细胞。栓内层宽广，细胞中有的含红棕色分泌物；分泌道散在，周围分泌细胞 5~10 个，内含红棕色块状分泌物；内皮层明显。中柱鞘纤维断续排列成环，壁微木化。韧皮部狭窄。形成层不明显。木质部连接成环。髓常成空腔。薄壁细胞含淀粉粒。

益母草茎横切面：表皮细胞外被角质层，有茸毛；腺鳞头部 4、6 细胞或 8 细胞，柄单细胞；非腺毛 1~4 细胞。下皮厚角细胞在棱角处较多。皮层为数列薄壁细胞；内皮层明显。中柱鞘纤维束微木化。韧皮部较窄。木质部在棱角处较发达。髓部薄壁细胞较大。薄壁细胞含细小草酸钙针晶和小方晶。鲜品近表皮部分皮层薄壁细胞含叶绿体。

3. 理化鉴定　麻黄：取粉末 0.2g，加水 5ml 与稀盐酸 1~2 滴，煮沸 2~3 分钟，滤过。滤液置分液漏斗中，加氨试液数滴使呈碱性，再加三氯甲烷 5ml，振摇提取。分取三氯甲烷液，置 2 支试管中，一管加氨制氯化铜试液与二硫化碳各 5 滴，振摇，静置，三氯甲烷层显深黄色；另一管为空白，以三氯甲烷 5 滴代替二硫化碳 5 滴，振摇后三氯甲烷层无色或显微黄色。

四、实验注意事项

注意观察唇形科植物全草类药材，显微特征中通常可见直轴式气孔、腺毛、腺鳞和非腺毛。如薄荷、荆芥、益母草等。

五、作业

1. 写出金钱草与广金钱草、连钱草，益母草与广藿香药材的性状特征不同点。
2. 绘草麻黄的粉末显微特征图。

3. 绘麻黄、广藿香茎的横切面简图。

4. 绘金钱草、益母草茎横切面简图。

5. 记录麻黄理化实验结果，并说明其反应机制。

实验十七　全草类中药鉴别 （二）

一、目的要求

1. 掌握下列药材及饮片的性状鉴别特征：薄荷、泽兰、肉苁蓉、锁阳、穿心莲、白花蛇舌草、茵陈、青蒿、大蓟、蒲公英、淡竹叶、石斛。

2. 掌握薄荷、穿心莲、石斛的显微鉴别特征。

3. 掌握薄荷的理化鉴别方法。

二、仪器、试剂及材料

1. 仪器　显微鉴别常用实验器具、挥发油测定器、移液管、试管、锥形瓶、烧杯、酒精灯、石棉网、三脚架、滤纸、吸管、电热套、玻璃珠。

2. 试剂　蒸馏水、乙醇、硫酸、香草醛。

3. 材料　薄荷、肉苁蓉、穿心莲、茵陈、青蒿、大蓟、淡竹叶、石斛药材或饮片；薄荷、穿心莲组织横切片及粉末，石斛、淡竹叶组织横切片。

三、实验内容

1. 性状鉴定要点

（1）薄荷（Menthae haplocalycis Herba）　茎呈方柱形；表面紫棕色或淡绿色，棱角处具茸毛；质脆，断面白色，髓部中空。叶对生，多皱缩卷曲，完整者呈宽披针形、长椭圆形或卵形；上表面深绿色，下表面灰绿色，稀被茸毛，有凹点状腺鳞。轮伞花序腋生，花萼钟状，先端5齿裂，花冠淡紫色。揉搓后有特殊清凉香气，味辛凉。

饮片　呈不规则的段；茎方柱形，表面紫棕色或淡绿色，具纵棱线，棱角处具茸毛。切面白色，中空。叶多破碎，上表面深绿色，下表面灰绿色，稀被茸毛。轮伞花序腋生，花萼钟状，先端5齿裂，花冠淡紫色。揉搓后有特殊清凉香气，味辛凉。

（2）泽兰（Lycopi Herba）　茎呈方柱形，少分枝，四面均有浅纵沟。表面黄绿色或带紫色。节处紫色明显，有白色茸毛；质脆，断面黄白色，髓部中空。叶对生，有短柄或近无柄；叶片多皱缩，展平后呈披针形或长圆形；上表面黑绿色或暗绿色，下表面灰绿色，密具腺点，两面均有短毛；先端尖，基部渐狭，边缘有锯齿。轮伞花序腋生，花冠多脱落，苞片和花萼宿存，小苞片披针形，有缘毛，花萼钟形，黄褐色，5齿。气微，味淡。

（3）肉苁蓉（Cistanches Herba）　肉苁蓉：呈扁圆柱形；表面棕褐色或灰棕色，密被覆瓦状排列的肉质鳞叶。体重，质硬，微有柔性，不易折断，断面棕褐色，有淡棕色点状维管束，排列成波状环纹。

管花肉苁蓉：呈类纺锤形、扁纺锤形或扁柱形；稍弯曲，表面棕褐色至黑褐色。断面散生点状维管束。

饮片 肉苁蓉片：呈不规则形的厚片；表面棕褐色或灰棕色。有的可见肉质鳞叶。切面有淡棕色或棕黄色点状维管束，排列成波状环纹。味甜、微苦。

管花肉苁蓉片：切面散生点状维管束。

酒肉苁蓉：形如肉苁蓉片。表面黑棕色，切面点状维管束，排列成波状环纹。质柔润。略有酒香气，味甜、微苦。

酒管花肉苁蓉：切面散生点状维管束。

（4）锁阳（Cynomorii Herba） 呈扁圆柱形，微弯曲；表面棕色或棕褐色，粗糙，具明显纵沟和不规则凹陷，有的残存三角形的黑棕色鳞片。体重，质硬，难折断，断面浅棕色或棕褐色，有黄色三角状维管束。气微，味甘而涩。

（5）穿心莲（Andrographis Herba） 茎呈方柱形，多分枝，节膨大。单叶对生，叶柄短或近无柄；完整叶片披针形或卵状披针形，先端渐尖，基部楔形下延，全缘或波状；上表面绿色，下表面灰绿色，两面光滑。气微，味极苦。

饮片 呈不规则的段；茎方柱形，节稍膨大。切面不平坦，具类白色髓。叶片多皱缩或破碎，完整者展平后呈披针形或卵状披针形，先端渐尖，基楔形下延，全缘或波状；上表面绿色，下表面灰绿色，两面光滑。气微，味极苦。

（6）白花蛇舌草（Hedyotidis diffusae Herba） 药材常扭缠成团状，灰绿色或灰棕色。主根1条，须根纤细，淡灰棕色。茎细而卷曲，质脆易折断，中央有白色髓部。叶多破碎，极皱缩，易脱落；有托叶，长1~2mm，膜质，下部联合，顶端有细齿。花腋生，多具梗。蒴果扁球形，顶端有4枚宿存的萼齿。气微，味淡。

（7）茵陈（Artemisiae scopariae Herba） 绵茵陈：多卷曲成团状，灰白色或灰绿色，全体密被白色茸毛。茎细小。叶片呈一至三回羽状分裂，小裂片卵形或稍呈倒披针形、条形，先端锐尖。气清香，味微苦。

花茵陈：茎多分枝，表面淡紫色或紫色，有纵条纹。下部叶二至三回羽状深裂，裂片条形或细条形，两面密被白色柔毛；茎生叶一至二回羽状全裂，基部抱茎，裂片细丝状。头状花序卵形，多数集成圆锥状。瘦果长圆形，黄棕色。气芳香，味微苦。

（8）青蒿（Artemisiae annuae Herba） 茎呈圆柱形；表面黄绿色或棕黄色，具纵棱线。质略硬，易折断，断面中部有髓。叶互生，暗绿色或棕绿色，完整者展平后为三回羽状深裂，裂片和小裂片矩圆形或长椭圆形，两面被短毛。气香特异，味微苦。

（9）大蓟（Cirsii japonici Herba） 茎呈圆柱形；表面绿褐色或棕褐色，有数条纵棱，被丝状毛。髓部疏松 或中空。叶皱缩，多破碎，完整叶片展平后呈倒披针形或倒卵状椭圆形，羽状深裂，边缘具不等长的针刺；上表面灰绿色或黄棕色，下表面色较浅，两面均具灰白色丝状毛。头状花序顶生，球形或椭圆形，总苞黄褐色，羽状冠毛灰白色。气微，味淡。

饮片 大蓟：呈不规则的段；茎短圆柱形，表面绿褐色，有数条纵棱，被丝状毛。切面灰白色，髓部疏松或中空。叶皱缩，多破碎，边缘具不等长的针刺。两面均具灰白色丝状毛。头状花序多破碎。

大蓟炭：呈不规则的段。表面黑褐色。质地疏脆，断面棕黑色。气焦香。

（10）蒲公英（Taraxaci Herba） 呈皱缩卷曲的团块；根呈圆锥状，多弯曲，长3~7cm。表面棕褐色，抽皱；根头部有棕褐色或黄白色的茸毛，有的已脱落。叶基生，多皱缩破碎，完整叶片呈倒披针形，绿褐色或暗灰绿色，先端尖或钝，边缘浅裂或羽状分裂，基部渐狭，下延呈柄状，下表面主脉明显。花茎一至数条，每条顶生头状花序。有的可见多数具白色冠毛的长椭圆形瘦果。气微，味微苦。

（11）淡竹叶（Lophatheri Herba） 茎呈圆柱形，有节，表面淡黄绿色，断面中空。叶鞘开裂，叶片披针形，表面浅绿色或黄绿色。叶脉平行，具横行小脉，形成长方形的网格状，下表面尤为明显。体轻，质柔韧。

（12）石斛（Dendrvbii Herba） 鲜石斛：呈圆柱形，表面黄绿色，光滑或有纵纹，节明显，节上有膜质叶鞘。肉质多汁，易折断。气微，味微苦而回甜，嚼之有黏性。

金钗石斛：呈扁圆柱形，表面金黄色或黄中带绿色，有深纵沟。断面较平坦而疏松。气微，味苦。

鼓槌石斛：呈粗纺锤形，中部粗，表面光滑，金黄色，有明显凸起的棱。断面海绵状。气微，味淡，嚼之有黏性。

流苏石斛等：呈长圆柱形，节明显，节间长 2～6cm。表面黄色至暗黄色，有深纵槽。断面平坦或呈纤维性。味淡或微苦，嚼之有黏性。

饮片 呈扁圆柱形或圆柱形的段；表面金黄色、绿黄色或棕黄色，有光泽，有深纵沟或纵棱，有的可见棕褐色的节。切面黄白色至黄褐色，有多数散在的筋脉点。气微，味淡或微苦，嚼之有黏性。

鲜石斛：鲜品洗净，切段。呈圆柱形或扁圆柱形的段；表面黄绿色，光滑或有纵纹，肉质多汁。味微苦而回甜，嚼之有黏性。

2. 显微鉴定

（1）重点观察 薄荷粉末：腺鳞头部 8 细胞，柄极短，为单细胞；小腺毛头部及柄部均为单细胞。非腺毛 1～8 细胞，常弯曲，壁厚，微具疣突。表皮细胞含淡黄色针簇状橙皮苷结晶，下表皮气孔多见，直轴式。（图 2－50）

穿心莲叶粉末：晶细胞内含大型螺状钟乳体，层纹波状。气孔直轴式，副卫细胞大小悬殊，也有不定式。腺鳞头部扁球形，4、6（8）细胞，柄极短。非腺毛圆锥形，1～4 细胞，先端钝圆，表面有角质纹理。（图 2－51）

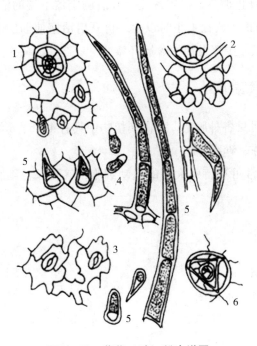

图 2－50 薄荷（叶）粉末详图

1. 腺鳞顶面观 2. 腺鳞侧面观 3. 气孔

4. 小腺毛 5. 非腺毛 6. 腺鳞

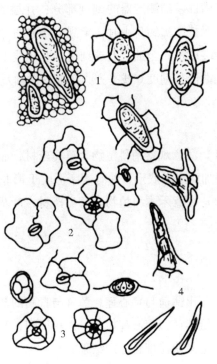

图 2－51 穿心莲（叶）粉末详图

1. 晶细胞 2. 下表面的气孔

3. 腺鳞 4. 非腺毛

金钗石斛茎横切面：表皮细胞 1 列，扁平，外被鲜黄色角质层。基本组织细胞大小较悬殊，有壁孔，散在多数外韧型维管束，排成 7~8 圈。维管束外侧纤维束新月形或半圆形，其外侧薄壁细胞有的含类圆形硅质块，木质部有 1~3 个导管直径较大。含草酸钙针晶细胞多见于维管束旁。

（2）选择观察　薄荷叶切片：上下表皮细胞各 1 列，于凹陷处着生有扁平状腺鳞，有腺毛和非腺毛。叶肉组织异面型，栅栏细胞 1 列，海绵细胞 4~5 列。主脉维管束于外韧型，韧皮部细胞多角形，较小。木质部导管 2~6 个径向排列成行，韧皮部和木质部外侧及主脉上下表皮内侧有数列厚角细胞。叶的各部细胞内有时含有针簇状或扇形橙皮甙结晶。

穿心莲叶横切面：上表皮细胞类方形或长方形，下表皮细胞较小，上、下表皮均有含圆形、长椭圆形或棒状钟乳体的晶细胞；并有腺鳞，有的可见非腺毛。栅栏组织为 1~2 列细胞，贯穿于主脉上方；海绵组织排列疏松。主脉维管束外韧型，呈凹槽状，木质部上方亦有晶细胞。

淡竹叶叶表面观：上表皮细胞长方形或类方形，垂周壁波状弯曲，其下可见圆形栅栏细胞。下表皮长细胞与短细胞交替排列或数个相连，长细胞长方形，垂周壁波状弯曲；短细胞为哑铃形的硅质细胞和类方形的栓质细胞，于叶脉处短细胞成串；气孔较多，保卫细胞哑铃形，副卫细胞近圆三角形，非腺毛有三种：一种为单细胞长非腺毛；一种为单细胞短非腺毛，呈短圆锥形；另一种为双细胞短小毛茸，偶见。

3. 理化鉴定

（1）薄荷　取本品叶的粉末少量，经微量升华得油状物，加硫酸 2 滴及香草醛结晶少量，初显黄色至橙黄色，再加水 1 滴，即变紫红色。

（2）薄荷挥发油含量测定　采用《中国药典》规定的甲法测定。取切成 5mm 小段的薄荷 100g，置烧瓶中，加水约 600ml 及玻璃珠数粒，振摇混合后，连接挥发油测定器与回流冷凝管。自冷凝管上端加水使充满挥发油测定器的刻度部分，并溢流入烧瓶时为止。置电热套中或用其他适宜方法缓缓加热至沸，并保持微沸约 3 小时，至测定器中油量不再增加，停止加热，放置片刻，开启测定器下端的活塞，将水缓缓放出，至油层上端到达刻度 0 线上面 5mm 处为止。放置 1 小时以上，再开启活塞使油层下降至其上端恰与刻度 0 线平齐，读取挥发油量，并计算供试品中挥发油的含量（%）。

四、实验注意事项

（1）注意观察菊科植物全草类药材，显微特征通常可见各种腺毛，如蒿属植物中具有 4，6，8 细胞相对叠加而成鞋底形，并有丁字形或 T 形非腺毛。如茵陈、青蒿等。

（2）注意禾本科植物全草类药材，叶显微特征中通常可见特殊大型的运动细胞，气孔保卫细胞呈哑铃状。

五、作业

1. 写出薄荷与穿心莲，茵陈与青蒿的药材性状不同点。

2. 绘薄荷、穿心莲粉末显微特征图，绘金钗石斛茎横切面简图。

3. 记录薄荷理化鉴定结果。

◈ 第九节 藻、菌、地衣、树脂和其他类中药

实验十八 藻、菌、地衣、树脂和其他类中药鉴别

一、目的要求

1. 掌握下列药材及饮片的性状鉴别特征：海藻、冬虫夏草、灵芝、茯苓、猪苓、乳香、没药、血竭、海金沙、青黛、冰片、五倍子。

2. 掌握冬虫夏草、茯苓、猪苓、五倍子的显微鉴别特征。

3. 掌握茯苓、猪苓、乳香、没药、血竭、海金沙、青黛、冰片、五倍子理化鉴别方法。

二、仪器、试剂及材料

1. **仪器** 显微鉴别常用实验器具、紫外灯、电炉、水浴锅、研钵、蒸发皿、试剂瓶、量筒、试管、锥形瓶、烧杯、酒精灯、石棉网、三脚架、试管架、滤纸、吸管、铁片、铁圈等。

2. **试剂** 蒸馏水、乙醇、三氯甲烷、乙酸乙酯、乙醚、稀盐酸、硝酸、碘试液、碘化钾碘试液、氢氧化钠溶液、香草醛试液、1%香草醛硫酸溶液、1%三氯化铁溶液、10%酒石酸锑钾溶液等。

3. **材料** 冬虫夏草组织横切片、五倍子组织横切片、茯苓粉末、猪苓粉末、乳香、没药、血竭、海金沙、青黛、冰片、五倍子。

三、实验内容

1. **性状鉴定**

（1）海藻（Sargassum） 大叶海藻：皱缩卷曲，黑褐色，有的被白霜，长30～60cm。主干呈圆柱状，具圆锥形突起，初生叶披针形或倒卵形，次生叶条形或披针形。气囊黑褐色，球形或卵圆形，顶端钝圆。质脆，潮润时柔软，水浸肉质、黏滑。气腥，味微咸。

小叶海藻：较小，长15～40cm。分枝互生，无刺状突起。叶条形或细匙形，先端稍膨大，中空。气囊纺锤形或球形，囊柄较长。质较硬。

（2）冬虫夏草（Cordyceps） 虫体似蚕，表面深黄色至黄棕色，有环纹，足8对，中部4对较明显，头部红棕色，质脆，易折断，断面淡黄白色。子座细长圆柱形，表面深棕色至棕褐色，上部稍膨大，质柔韧，断面类白色。气微腥，味微苦。

（3）灵芝（Ganoderma） 赤芝：呈伞状，菌盖肾形、半圆形或近圆形；皮壳坚硬，黄褐色至红褐色，有光泽。菌肉白色至淡棕色。菌柄圆柱形，侧生，红褐色至紫褐色，光亮。孢子细小，黄褐色。气微香，味苦涩。

紫芝：皮壳紫黑色，有漆样光泽；菌肉锈褐色。

（4）茯苓（Poria） 茯苓个：呈类球形、椭圆形、扁圆形或不规则团块，大小不一。外皮薄而粗糙，棕褐色至黑褐色，有明显的皱缩纹理。体重，质坚实，断面颗粒性，外层淡棕色，内部白色，有的中间抱有松根。气微，味淡，嚼之黏牙。

饮片 茯苓块：为去皮后切制的茯苓，呈立方块状或方块状厚片，大小不一。白色、淡红色或淡棕

色。茯苓片：为去皮后切制的茯苓，呈不规则厚片，厚薄不一。白色、淡红色或淡棕色。茯苓皮：为削下的茯苓外皮。形状大小不一，外面棕褐色至黑褐色，内面白色或淡棕色，体软质松，略具弹性。

（5）猪苓（Polyporus） 呈条形、类圆形或扁块状，表面黑色、灰黑色或棕黑色，皱缩或有瘤状突起。体轻，质硬，断面类白色或黄白色。气微，味淡。

饮片 呈类圆形或不规则的厚片；外表皮黑色或棕黑色，皱缩。切面类白色或黄白色。略呈颗粒状。气微，味淡。

（6）乳香（Olibanum） 呈长卵形滴乳状、类圆形颗粒或粘合成大小不等的不规则块状物；表面黄白色，半透明，被有黄白色粉末。质脆，遇热软化。破碎面有玻璃样或蜡样光泽。具特异香气，味微苦。

饮片 醋乳香形如乳香。表面深黄色，显油亮。略有醋香气。

（7）没药（Myrrha） 天然没药：呈不规则颗粒性团块，大小不等；表面黄棕色或红棕色，近半透明部分呈棕黑色，被有黄色粉尘。质坚脆，破碎面不整齐，无光泽。有特异香气，味苦而微辛。

胶质没药：呈不规则块状和颗粒，多黏结成大小不等的团块；表面棕黄色至棕褐色，不透明，质坚实或疏松。有特异香气，味苦而有黏性。

饮片 醋没药呈不规则小块状或类圆形颗粒状，表面棕褐色或黑褐色，有光泽。具特异香气，略有醋香气，味苦而微辛。

（8）血竭（Draconis Sanguis） 略呈类圆四方形或方砖形；表面暗红，有光泽，附有红粉。质硬而脆，破碎面红色，研粉为砖红色。气微，味淡。在水中不溶，在热水中软化。

（9）海金沙（Lygodii Spora） 呈粉末状，棕黄色或浅棕黄色。体轻，手捻有光滑感。气微，味淡。

（10）青黛（Indigo Naturalis） 为深蓝色的粉末，体轻，易飞扬；或呈不规则多孔性的团块、颗粒，用手搓捻即成细末。微有草腥气，味淡。

（11）冰片（Borneolum Syntheticum） 为无色透明或白色半透明的片状松脆结晶；气清香，味辛、凉；具挥发性，点燃发生浓烟，并有带光的火焰。

（12）五倍子（Galla Chinensis） 肚倍：呈长圆形或纺锤形囊状；表面灰褐色或灰棕色，微有柔毛。质硬而脆，易破碎，断面角质样，有光泽，壁厚，内壁平滑，有黑褐色死蚜虫及灰色粉状排泄物。气特异，味涩。

角倍：呈菱形，具不规则的钝角状分枝，柔毛较明显，壁较薄。

2. 显微鉴定

（1）重点观察 冬虫夏草子实体头部横切面：类圆形。周围由1列子囊壳组成，子囊壳大部陷入子座中，先端突出于子座之外，卵形或椭圆形。子囊壳内有多数长条状的线形子囊，每一子囊内有2~4个具有隔膜的子囊孢子。子座中央充满菌丝，其间有裂隙。子座先端不育部分无子囊壳。（图2-52）

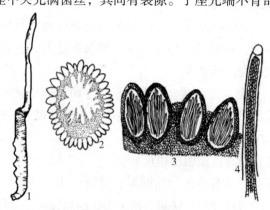

图2-52 冬虫夏草

1. 全形（上部为子座，下部为已毙幼虫） 2. 子座横切面，示子囊壳

3. 子囊壳放大，示子囊 4. 子囊放大，示子囊孢子

茯苓粉末：不规则颗粒状团块和分枝状团块无色，遇水合氯醛液渐溶化。菌丝无色或淡棕色，细长，稍弯曲，有分枝。(图2-53)

猪苓粉末：菌丝团块大多无色，少数棕色。散在菌丝细长、弯曲，有的可见横隔，有分枝及结节状膨大部分。草酸钙方晶，大多呈正方八面体、规则双锥八面体或不规则多面体，有时可见数个结晶聚集在一起。(图2-54)

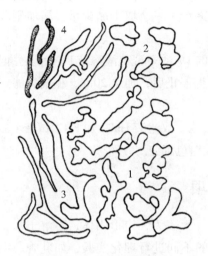

图2-53 茯苓粉末图

1. 分枝状团块　2. 颗粒状团块

3. 无色菌丝　4. 有色菌丝

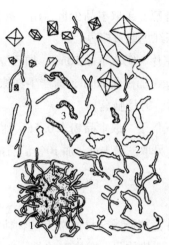

图2-54 猪苓粉末图

1. 菌丝黏结成团块　2. 无色菌丝

3. 棕色菌丝　4. 草酸钙晶体

五倍子横切面：表皮细胞一列，类方形，间生多数1~3（~6）个细胞的非腺毛；薄壁细胞含多数已经糊化的淀粉粒，并可见少数草酸钙结晶。其中可见散在的外韧型维管束，维管束外为大型树脂道。

五倍子粉末：众多非腺毛，多数1~4个细胞，有的顶端弯曲呈鸟喙状。薄壁细胞含糊化淀粉粒，具黄棕色的树脂道碎片和树脂块，具少量草酸钙簇晶。螺纹导管。

（2）选择观察　灵芝粉末：菌丝散在或黏结成团，无色或淡棕色，细长，稍弯曲，有分枝。孢子褐色，卵形，顶端平截，外壁无色，内壁有疣状突起。

猪苓切面：全体由菌丝紧密交织而成。外层厚27~54μm，菌丝棕色，不易分离；内部菌丝无色，弯曲，直径2~10μm，有的可见横隔，有分枝或呈结节状膨大。菌丝间有众多草酸钙方晶，大多呈正方八面体形、规则的双锥八面体形或不规则多面体，直径3~60μm，长至68μm，有时数个结晶集合。

海金沙粉末：孢子为四面体、三角状圆锥形，顶面观三面锥形，可见三叉状裂隙，侧面观类三角形，底面观类圆形，直径60~85μm，外壁有颗粒状雕纹。

3. 理化鉴定

（1）茯苓　①取粉末少许，加碘化钾碘试液1滴，显深红色（多糖类的显色反应）。②粉末加水煮沸，加碘试液3滴，溶液黄色，不得显蓝色或紫红色（淀粉或糊精反应）。③取本品粉末少量，加氢氧化钠溶液，搅拌，呈黏胶状。

（2）猪苓　①取粉末少许，加碘化钾碘试液1滴，显棕褐色（多糖类的显色反应）。②取本品粉末1g，加稀盐酸10ml，置水浴上煮沸15分钟，搅拌，呈黏胶状。③取本品粉末少量，加氢氧化钠溶液（1→5），搅拌，呈悬浮状。

（3）乳香　①取本品粉末少量燃烧时显油性，冒黑烟，有香气。②取本品少量，加水研磨成白色或黄白色乳状液。

（4）没药　①取本品粉末0.1g，加乙醚3ml，振摇，滤过，滤液置蒸发皿中，挥尽乙醚，残留的黄色液体滴加硝酸，显褐紫色。②取本品粉末少量，加香草醛试液数滴，天然没药立即显红色，继而变为红紫色；胶质没药立即显紫红色，继而变为蓝紫色。

（5）血竭　取本品粉末少量，置白纸上，用火隔纸烘烤即熔化，但无扩散的油迹，对光照视呈鲜艳的红色。以火燃烧则产生呛鼻的烟气。

（6）海金沙　取本品少量，撒于火上，即发出轻微爆鸣及明亮的火焰。

（7）青黛　①取本品少量，用微火灼烧，有紫红色的烟雾产生。②取本品少量，滴加硝酸，产生气泡并显棕红色或黄棕色。

（8）冰片　①取本品 10mg，加乙醇数滴使溶解，加新制的 1% 香草醛硫酸溶液 1~2 滴，即显紫色。②取本品 3g，加硝酸 10ml，即产生红棕色的气体，待气体产生停止后，加水 20ml，振摇，滤过，滤渣用水洗净后，有樟脑臭。

（9）五倍子　取本品粉末 0.5g，加水 4ml，稍微加热后过滤。取滤液 1ml，加 $FeCl_3$ 试液 1 滴，形成黑色沉淀；另取滤液 1ml，加 10% 酒石酸锑钾溶液 2 滴，形成白色沉淀。

四、实验注意事项

（1）注意树脂类药材通常为植物体的代谢产物或分泌物，大多为无定形固体，不溶于水，易溶于有机溶剂，遇热软化，燃烧有浓烟，常根据其物理化学性质的不同进行理化实验，如乳香、没药、血竭等。

（2）其他类药材主要包括：①蕨类植物的孢子，如海金沙。②直接由植物体的某部分，或间接用植物的某些制品为原料，经过加工处理所得到的产品，如青黛、冰片。③由某些昆虫寄生于某些植物体上所形成的虫瘿，如五倍子。本类药材的鉴定应根据不同的具体情况而定，理化鉴别较为常用，如青黛、五倍子等。

五、作业

1. 写出冬虫夏草等药材的主要性状鉴别要点。
2. 绘出冬虫夏草子实体头部横切面简图。
3. 绘出茯苓、猪苓粉末鉴别特征图。
4. 记录茯苓等药材的理化实验方法和结果。

◈ 第十节　动物类中药

实验十九　动物类中药鉴别

一、目的要求

1. 掌握下列药材及饮片的性状鉴别特征：地龙、水蛭、石决明、珍珠、全蝎、蜈蚣、土鳖虫、斑蝥、僵蚕、海马、蟾酥、哈蟆油、蛤蚧、金钱白花蛇、蕲蛇、乌梢蛇、麝香、鹿茸、牛黄、羚羊角。
2. 掌握珍珠、蟾酥、麝香的显微鉴别特征。
3. 掌握蟾酥、麝香、鹿茸、牛黄的理化鉴别方法。

二、仪器、试剂及材料

1. 仪器 显微鉴别常用实验器具、试管、酒精灯、吸管、小漏斗、烧杯、蒸发皿、水浴锅、回流装置、量瓶（10ml）、电吹风、薄层色谱用具、紫外分光光度计、电动离心机、超声波振荡器、紫外灯（365nm）、红外光谱仪。

2. 试剂 50%甘油水溶液、甘油醋酸试液、水合氯醛试液、硫酸、盐酸、浓过氧化氢、氢氧化钡试液、碘试液、甲醇、乙醇、丙酮、三氯甲烷、醋酐、环己烷、对二甲氨基苯甲醛、10%硫酸乙醇溶液、脂蟾毒配基、华蟾酥毒基、胆酸、去氧胆酸、异辛烷、醋酸乙酯、冰醋酸、茚三酮试液、10%氢氧化钠溶液、0.5%硫酸铜溶液、70%乙醇、甘氨酸、正丁醇、2%茚三酮丙酮溶液。

3. 材料 目的要求项列出的中药材及蟾酥粉末、麝香粉末、鹿茸粉末、牛黄粉末、硅胶G薄层板。

三、实验内容

1. 性状鉴定

（1）地龙（Pheretima） 广地龙：呈长条状薄片，弯曲，长15~20cm，宽1~2cm。全体具环节，背部棕褐色至紫灰色，腹部浅黄棕色，第14~16环节为生殖带，习称"白颈"，较光亮。体前端稍尖，尾端钝圆，刚毛圈粗糙而硬，色稍浅。雄生殖孔在第18环节腹侧刚毛圈一小孔突上。受精囊孔2对，位于7/8~8/9环节间一椭圆形突起上。体轻，略呈革质，不易折断。气腥，味微咸。

沪地龙：长8~15cm，宽0.5~1.5cm。全体具环节，背部棕褐色至黄褐色，腹部浅黄棕色；第14~16环节为生殖带，较光亮。第18环节有一对雄生殖孔。通俗环毛蚓的雄交配腔能全部翻出，呈花菜状或阴茎状；威廉环毛蚓的雄交配腔孔呈纵向裂缝状；栉盲环毛蚓的雄生殖孔内侧有1或多个小乳突。受精囊孔3对，在6/7~8/9环节间。

（2）水蛭（Hirudo） 蚂蟥：扁平纺锤形，有多数环节，长4~10cm，宽0.5~2cm；背部黑褐色或黑棕色，稍隆起，用水浸后，可见黑色斑点排成5条纵纹，腹面平坦，棕黄色。体两侧棕黄色，前端略尖，后端钝圆，两端各具1吸盘，前吸盘不显著，后吸盘较大。质脆，易折断，断面胶质状。气微腥。

水蛭：扁长圆柱形，体多弯曲扭转，长2~5cm，宽0.2~0.3cm。

柳叶蚂蟥：狭长而扁，长5~12cm，宽0.1~0.5cm。

饮片 烫水蛭为不规则扁块状或扁圆柱形，略鼓起；背部黑褐色，腹面棕黄色至棕褐色，附有少量白色滑石粉。断面松泡，灰白色至焦黄色。气微腥。

（3）石决明（Haliotidis Concha） 杂色鲍：呈长卵圆形，内面观略呈耳形，长7~9cm，宽5~6cm，高约2cm。表面暗红色，有多数不规则的螺肋和细密生长线，螺旋部小，体螺部大，从螺旋部顶处开始向右排列有20余个疣状突起，末端6~9个开孔，孔口与壳面平，内面光滑，具珍珠样彩色光泽。壳较厚，质坚硬，不易破碎。气微，味微咸。

皱纹盘鲍：呈长椭圆形，长8~12cm，宽6~8cm，高2~3cm；表面灰棕色，有多数粗糙而不规则的皱纹，生长线明显，常有苔藓类或石灰虫等附着物，末端4~5个开孔，孔口突出壳面，壳较薄。

羊鲍：近圆形，长4~8cm，宽2.5~6cm，高0.8~2cm；壳顶位于近中部且高于壳面，螺旋部与体螺部各占1/2，从螺旋部边缘有2行整齐的突起，末端的4~5个开孔，呈管状。

澳洲鲍：呈扁平卵圆形，长13~17cm，宽11~14cm，高3.5~6cm；表面砖红色，螺旋部约为壳面的1/2，螺肋和生长线呈波状隆起，疣状突起30余个，末端7~9个开孔，孔口突出壳面。

耳鲍：狭长耳状，略扭曲，长5~8cm，宽2.5~3.5cm，高约1cm；表面光滑，具多种颜色形成的斑纹，螺旋部小，体螺部大，末端的5~7个开孔，孔口与壳平，壳薄，质较脆。

白鲍：呈卵圆形，长 11~14cm，宽 8.5~11cm，高 3~6.5cm；表面砖红色，光滑，壳顶高于壳面，生长线颇为明显，螺旋部约为壳面的 1/3，疣状突起 30 余个，末端，9 个开孔，孔口与壳平。

饮片 石决明：呈不规则的碎片。灰白色，有珍珠样彩色光泽。质硬。气微，味微咸。

煅石决明：呈不规则的碎块或粗粉。灰白色或青灰色，无光泽。质酥脆，断面呈层状。

（4）珍珠（Margarita） 类球形、长圆形、卵圆形或棒形，直径 1.5~8mm。表面类白色、浅粉红色、浅黄绿色或浅蓝色，半透明，光滑或微有凹凸，具特有的彩色光泽。质坚硬，破碎面显层纹。气微，味淡。

（5）全蝎（Scorpio） 头胸部与前腹部呈扁平长椭圆形，后腹部呈尾状，皱缩弯曲，完整者体长约 6cm；头胸部呈绿褐色，前面有 1 对短小的螯肢和 1 对较长大的钳肢，背面覆有梯形背甲，腹面有足 4 对，均为 7 节，末端各具 2 爪钩；前腹部由 7 节组成，第 7 节色深，背甲上有 5 条隆脊线。背面绿褐色，后腹部棕黄色，6 节，节上均有纵沟，末节有锐钩状毒刺，毒刺下方无距。气微腥，味咸。

（6）蜈蚣（Scolopendra） 呈扁平长条形，长 9~15cm，宽 0.5~1cm。由头部和躯干部组成，全体共 22 个环节。头部暗红色或红褐色，略有光泽，有头板覆盖，头板近圆形，前端稍突出，两侧贴有颚肢 1 对，前端两侧有触角 1 对。躯干部第一背板与头板同色，其余 20 个背板为棕绿色或墨绿色，具光泽，自第四背板至第二十背板上常有两条纵沟线；腹部淡黄色或棕黄色，皱缩；自第二节起，每节两侧有步足 1 对；步足黄色或红褐色，偶有黄白色，呈弯钩形，最末一对步足尾状，故又称尾足，易脱落。质脆，断面有裂隙。气微腥，有特殊刺鼻的臭气，味辛、微咸。

（7）土鳖虫（䗪虫）（Eupolyphaga Steleophaga） 地鳖：呈扁平卵形，长 1.3~3cm，宽 1.2~2.4cm，前端较窄，后端较宽，背部紫褐色，具光泽，无翅。前胸背板较发达，盖住头部；腹背板 9 节，呈覆瓦状排列。腹面红棕色，头部较小，有丝状触角 1 对，常脱落，胸部有足 3 对，具细毛和刺。腹部有横环节。质松脆，易碎。气腥臭，味微咸。

冀地鳖：长 2.2~3.7cm，宽 1.4~2.5cm。背部黑棕色，通常在边缘带有淡黄褐色斑块及黑色小点。

（8）斑蝥（Mylabris） 南方大斑蝥：呈长圆形，长 1.5~2.5cm，宽 0.5~1cm。头及口器向下垂，有较大的复眼及触角各 1 对，触角多已脱落。背部具革质鞘翅 1 对，黑色，有 3 条黄色或棕黄色的横纹；鞘翅下面有棕褐色薄膜状透明的内翅 2 片。胸腹部乌黑色，胸部有足 3 对。有特殊臭气。

黄黑小斑蝥：体型较小，长 1~1.5cm。

（9）僵蚕（Bombyx Batryticatus） 略呈圆柱形，多弯曲皱缩。长 2~5cm，直径 0.5~0.7cm；表面灰黄色，被有白色粉霜状的气生菌丝和分生孢子。头部较圆，足 8 对，体节明显，尾部略呈二分歧状。质硬而脆，易折断，断面平坦，外层白色，中间有亮棕色或亮黑色的丝腺环 4 个。气微腥，味微咸。

（10）海马（Hippocampus） 线纹海马：呈扁长形而弯曲，体长约 30cm；表面黄白色。头略似马头，有冠状突起，具管状长吻，口小，无牙，两眼深陷。躯干部七棱形，尾部四棱形，渐细卷曲，体上有瓦楞形的节纹并具短棘。体轻，骨质，坚硬。气微腥，味微咸。

刺海马：体长 15~20cm。头部及体上环节间的棘细而尖。

大海马：体长 20~30cm。黑褐色。

三斑海马：体侧背部第 1、4、7 节的短棘基部各有 1 黑斑。

小海马（海蛆）：体形小，长 7~10cm。黑褐色。节纹和短棘均较细小。

（11）蟾酥（Bufonis Venenum） 呈扁圆形团块状或片状。棕褐色或红棕色。团块状者质坚，不易折断，断面棕褐色，角质状，微有光泽；片状者质脆，易碎，断面红棕色，半透明。气微腥，味初微甜而后有持久的麻辣感，粉末嗅之作嚏。

（12）哈蟆油（Ranae Oviductus） 呈不规则块状，弯曲而重叠，长 1.5~2cm，厚 1.5~5mm；表面

黄白色，呈脂肪样光泽，偶有带灰白色薄膜状干皮。摸之有滑腻感，在温水中浸泡体积可膨胀。气腥，味微甘，嚼之有黏滑感。

（13）蛤蚧（Gecko） 呈扁片状，头颈部及躯干部长 9~18cm，头颈部约占三分之一，腹背部宽 6~11cm，尾长 6~12cm。头略呈扁三角状，两眼多凹陷成窟窿，口内有细齿，生于颚的边缘，无异型大齿。吻部半圆形，吻鳞不切鼻孔，与鼻鳞相连，上鼻鳞左右各 1 片，上唇鳞 12~14 对，下唇鳞（包括颏鳞）21 片。腹背部呈椭圆形，腹薄。背部呈灰黑色或银灰色，有黄白色、灰绿色或橙红色斑点散在或密集成不显著的斑纹，脊椎骨和两侧肋骨突起。四足均具 5 趾；趾间仅具蹼迹，足趾底有吸盘。尾细而坚实，微现骨节，与背部颜色相同，有 6~7 个明显的银灰色环带，有的再生尾较原生尾短，且银灰色环带不明显。全身密被圆形或多角形微有光泽的细鳞。气腥，味微咸。

饮片 蛤蚧 为不规则的片状小块，表面灰黑色或银灰色，有棕黄色斑点及鳞甲脱落后的痕迹。切面黄白色或灰白色。脊椎骨和肋骨突起清晰。气腥，味微咸。

酒蛤蚧 本品形如蛤蚧块。微有酒香气，味微咸。

（14）金钱白花蛇（Bungarus Parvus） 呈圆盘状，盘径 3~6cm，蛇体直径 0.2~0.4cm。头盘在中间，尾细，常纳口内，口腔内上颌骨前端有毒沟牙 1 对，鼻间鳞 2 片，无颊鳞，上下唇鳞通常各为 7 片。背部黑色或灰黑色，有白色环纹 45~58 个，黑白相间，白环纹在背部宽 1~2 行鳞片，向腹面渐增宽，黑环纹宽 3~5 行鳞片，背正中明显突起一条脊棱，脊鳞扩大呈六角形，背鳞细密，通身 15 行，尾下鳞单行。气微腥，味微咸。

（15）蕲蛇（Agkistrodon） 卷呈圆盘状，盘径 17~34cm，体长可达 2m。头在中间稍向上，呈三角形而扁平，吻端向上，习称"翘鼻头"，上腭有管状毒牙，中空尖锐；背部两侧各有黑褐色与浅棕色组成的"∨"形斑纹 17~25 个，其"∨"形的两上端在背中线上相接，习称"方胜纹"，有的左右不相接，呈交错排列；腹部撑开或不撑开，灰白色，鳞片较大，有黑色类圆形的斑点，习称"连珠斑"；腹内壁黄白色，脊椎骨的棘突较高，呈刀片状上突，前后椎体下突基本同形，多为弯刀状，向后倾斜，尖端明显超过椎体后隆面；尾部骤细，末端有三角形深灰色的角质鳞片 1 枚，习称"佛指甲"。

（16）乌梢蛇（Zaocys） 呈圆盘状，盘径约 16cm；表面黑褐色或绿黑色，密被菱形鳞片；背鳞行数为偶数，中央 2~4 行鳞片强烈起棱，形成两条纵贯全体的黑线。头盘在中间，扁圆形，眼大而下凹陷，有光泽。上唇鳞 8 枚，第 4、5 枚入眶，颊鳞 1 枚，眼前下鳞 1 枚，较小，眼后鳞 2 枚。脊部高耸成屋脊状。腹部剖开边缘向内卷曲，脊肌肉厚，黄白色或淡棕色，可见排列整齐的肋骨。尾部渐细而长，尾下鳞双行。剥皮者仅留头尾部皮鳞，中段较光滑。气腥，味淡。

（17）麝香（Moschus） 毛壳麝香：呈扁圆形或类椭圆形的囊状体，直径 3~7cm，厚 2~4cm。开口面的皮革质，棕褐色，略平，密生白色或灰棕色短毛，从两侧围绕中心排列，中央有 1 小囊孔；另一面为棕褐色略带紫色的皮膜，微皱缩，偶显肌肉纤维，略有弹性。剖开后可见中层皮膜呈棕褐色或灰褐色，半透明状，内层皮膜呈棕色，内含颗粒状、粉末状的麝香仁和少量细毛及脱落的内层皮膜（习称"银皮"）。

麝香仁：野生者质软，油润，疏松；其中呈不规则圆球形或颗粒状者习称"当门子"，表面多呈紫黑色，油润光亮，微有麻纹，断面深棕色或黄棕色；粉末状者多呈棕褐色或黄棕色，并有少量脱落的内层皮膜和细毛。饲养品呈颗粒状、短条形或不规则团块；表面不平，紫黑色或深棕色，显油性，微有光泽，并有少量毛和脱落的内层皮膜。气香浓烈而特异，味微辣、微苦带咸。

（18）鹿茸（Cervi Cornu Pantotrichum） 花鹿茸：呈圆柱状分枝，具 1 个分枝者习称"二杠"，主枝习称"大挺"，长 17~20cm，锯口直径 4~5cm，离锯口约 1cm 处分出侧枝，习称"门庄"，长 9~15cm，直径较大挺略细。外皮红棕色或棕色，多光润，表面密生红黄色或棕黄色细茸毛，上端较密，下端较疏；分岔间具 1 条灰黑色筋脉，皮茸紧贴。锯口黄白色，外围无骨质，中部密布细孔。具 2 个分枝者，习称"三岔"，大挺长 23 ~ 33cm，直径较二杠细，略呈弓形，微扁，枝端略尖，下部多有纵棱筋及突起疙瘩；皮红黄色，茸毛较稀而粗。体轻。气微腥，味微咸。二茬茸与头茬茸相似，但挺长而不圆或下粗上细，下部有纵棱筋。皮灰黄色，茸毛较粗糙，锯口外围多已骨化。体较重。无腥气。

马鹿茸：较花鹿茸粗大，分枝较多，侧枝 1 个者习称"单门"，2 个者习称"莲花"，3 个者习称"三岔"，4 个者习称"四岔"或更多。按产地分为"东马鹿茸"和"西马鹿茸"。东马鹿茸："单门"大挺长 25 ~ 27cm，直径约 3cm，外皮灰黑色，茸毛灰褐色或灰黄色，锯口面外皮较厚，灰黑色，中部密布细孔，质嫩。"莲花"大挺长可达 33cm，下部有棱筋，锯口面蜂窝状小孔稍大。"三岔"皮色深，质较老。"四岔"茸毛粗而稀，大挺下部具棱筋及疙瘩，分枝顶端多无毛，习称"捻头"。西马鹿茸：大挺多不圆，顶端圆扁不一，长 30 ~ 100cm。表面有棱，多抽缩干瘪，分枝较长且弯曲，茸毛粗长，灰色或黑灰色；锯口色较深，常见骨质；气腥臭，味咸。

（19）牛黄　多呈卵形、类球形、三角形或四方形，大小不一，直径 0.6 ~ 3（~ 4.5）cm；少数呈管状或碎片；表面黄红色至棕黄色，有的表面挂有一层黑色光亮的薄膜，习称"乌金衣"。有的粗糙，具疣状突起，有的具龟裂纹。体轻，质酥脆，易分层剥落。断面金黄色，可见细密的同心层纹，有的夹有白心。气清香，味苦而后甘，有清凉感，嚼之易碎，不黏牙。

（20）羚羊角（Bovis Calculus）　呈长圆锥形，略呈弓形弯曲，长 15 ~ 33cm；类白色或黄白色，基部稍呈青灰色，嫩枝对光透视有"血丝"或紫黑色斑纹，光润如玉，无裂纹，老枝则有细纵裂纹。除尖端部分外，有 10 ~ 16 个隆起环脊，间距约 2cm，用手握之，四指正好嵌入凹处。角的基部横截面圆形，直径 3 ~ 4cm，内有坚硬质重的角柱，习称"骨塞"，骨塞长约占全角的 1/2 或 1/3，表面有突起的纵棱与其外面角鞘内的凹沟紧密嵌合，从横断面观，其结合部呈锯齿状。除去"骨塞"后，角的下半段成空洞。全角呈半透明，对光透视，上半段中央有一条隐约可辨的细孔道直通角尖，习称"通天眼"。质坚硬。气微，味淡。

2. 显微鉴定

（1）重点观察　珍珠磨片：可见粗细 2 种类型的同心环状层纹，粗层纹较明显，连续成环，称为"珍珠结构环"。

珍珠粉末：以水合氯醛装片观察。①为不规则碎块，半透明，有彩虹样光泽；②表面显颗粒性，由数至十数薄层重叠，片层结构排列紧密，可见致密的成层线条或极细密的微波状纹理。

蟾酥粉末：①以 50% 甘油水溶液装片，镜检，可见半透明、淡黄色的不规则碎块，并含有不规则形的砂粒状固体。②以水合氯醛试液装片，稍加热，碎块透明并逐渐溶解。③以浓硫酸装片，立即呈橙黄色或橙红色，碎块周围逐渐溶解缩小而呈类圆形的透明小块，表面出现龟裂状纹理，放置稍久，即全部溶解消失。④以水装片，加碘试液观察，不应含有淀粉粒。

（2）选择观察　金钱白花蛇：取金钱白花蛇背鳞 1 片，用水装置，观察外表面，可见鳞片呈黄白色，具众多纵直条纹，间距 1.1 ~ 1.7μm，沿鳞片基部至先端方向径向排列（该特征为本品粉末鉴定的重要依据）。

金钱白花蛇背鳞横切面：内外表皮均较平直，真皮不向外方突出，真皮中色素较少。

麝香粉末：以水合氯醛装片观察。①淡黄色或淡棕色团块，由不定形颗粒状物集成，半透明或透明。②团块中包埋或散在有方形、柱形、八面体或不规则的晶体，直径 10 ~ 62μm。③偶见毛及脱落的内层皮膜组织，无色或淡黄色，半透明，有纵皱纹。④可见圆形油滴。

梅花鹿茸粉末：表皮角质层淡黄色；表面颗粒状，凹凸不平；茸毛脱落后的毛窝呈圆洞状，常碎裂，边缘较平整。毛茸多碎断；毛干中部直径 13 ~ 50μm，表面由薄而透明的扁平细胞（鳞片）呈覆瓦状排列的毛小皮包围，细胞的游离缘指向毛尖，呈刺状突起，隐约可见细纵直纹；皮质有棕色或灰棕色色素；髓质断续或无，灰黑色或灰棕色；毛根常与毛囊相连，基部膨大作撕裂状。骨碎片棕色、淡黄色或淡灰色。呈不规则形碎块，表面有细密的纵向纹理及点状孔隙；骨陷窝较多，大多呈类圆形或类梭形，大小及排列不一，边缘骨小管隐约可见，呈放射状沟纹；横断面可见大的圆孔洞，边缘凹凸不平。未骨化组织近无色，边缘不整齐，表面不平整，具多数不规则的块状突起物，其间隐约可见条纹。骨化梭形细胞少数，多散在，无色或淡黄色，具折光性；类长圆形，略扁，直径 9～18μm，长 36～77μm；侧面观呈梭形。

3. 理化鉴定

（1）蟾酥 ①取本品粉末 0.1g，加甲醇 5ml，浸泡 1 小时，滤过，滤液中加对二甲氨基苯甲醛固体少许，滴加硫酸数滴，即显蓝紫色（检查吲哚类化合物）。②取本品粉末 0.1g，加三氯甲烷 5ml，浸泡 1 小时，滤过，滤液蒸干，残渣加醋酐少量使溶解，滴加硫酸，初显蓝紫色，渐变为蓝绿色（检查甾类化合物）。③取 1% 蟾酥的三氯甲烷提取液，蒸干后用甲醇溶解，测定其紫外吸收光谱，在波长 299nm 处有最大吸收（检查脂蟾毒配基）。④取本品粉末 0.2g，加乙醇 10ml，加热回流 30 分钟，滤过，滤液置 10ml 量瓶中，加乙醇稀释至刻度，作为供试品溶液。另取蟾酥对照药材 0.2g，同法制成对照药材溶液。再取脂蟾毒配基及华蟾酥毒基对照品，加乙醇分别制成每 1ml 含 1mg 的溶液，作为对照品溶液。吸取上述 4 种溶液各 10μl，分别点于同一硅胶 G 薄层板上，以环己烷–三氯甲烷–丙酮（4∶3∶3）为展开剂，展开，取出，晾干，喷以 10% 硫酸乙醇溶液，加热至斑点显色清晰。供试品色谱中，在与对照药材色谱相应的位置上，显相同颜色的斑点；在与对照品色谱相应的位置上，显相同的 1 个绿色和 1 个红色斑点。

（2）麝香 ①取毛壳麝香用特制槽针从囊孔插入，转动槽针，撮取麝香仁，立即观察，槽内的麝香仁应有逐渐膨胀高出槽面的现象，习称"冒槽"。麝香仁油润，颗粒疏松，无锐角，香气浓烈，不应有纤维等异物或异常气味。②取麝香仁粉末少量，置掌中，加水润湿，手搓之能成团，再用手指轻揉即散，不应沾手、染指、顶指或结块。③取麝香仁少量，撒于炽热坩埚中灼烧，初则迸裂，随即熔化膨胀起泡，油点似珠，香气浓烈，灰化后呈白色或灰白色残渣，无毛、肉焦臭，无火焰或火星出现。

（3）鹿茸 ①取本品粉末 0.1g，加水 4ml，置水浴中加热 15 分钟，放冷，过滤。取滤液 1ml，加 2% 茚三酮溶液 3 滴，摇匀，加热煮沸数分钟，显蓝紫色。另取滤液 1ml，加 10% 氢氧化钠溶液 2 滴，摇匀，滴加 0.5% 硫酸铜溶液，显蓝紫色（检查蛋白质和氨基酸）。②取粉末 0.4g，加 70% 乙醇 5ml，超声处理 15 分钟，滤过，滤液作为供试品溶液。再取本品对照药材 0.4g，同法制成对照药材溶液。另取甘氨酸对照品，加 70% 乙醇制成每 1ml 含 2mg 的溶液，作为对照品溶液。吸取供试品溶液及对照药材溶液各 8μl、对照品溶液 1μl，分别点于同一硅胶 G–CMC–Na 薄层板上，以正丁醇–冰醋酸–水（3∶1∶1）为展开剂，展开，取出，晾干，喷以 2% 茚三酮丙酮溶液，在 105℃ 烘至斑点显色清晰。供试品色谱中，在与对照药材色谱相应的位置上，显相同颜色的主斑点；在与对照品色谱相应的位置上，显相同颜色的斑点。

（4）牛黄 ①取本品粉末少量，加三氯甲烷 1ml，摇匀，再加硫酸与 30% 过氧化氢溶液各 2 滴，振摇即显绿色（检查胆红素）。②取本品粉末 0.1g，加盐酸 1ml 及三氯甲烷 10ml，摇匀，三氯甲烷层显黄褐色。分取三氯甲烷层，加氢氧化钡试液 5ml，振摇，即生成黄褐色沉淀。分离除去水层和沉淀，取三氯甲烷液约 1ml，加醋酐 1ml，硫酸 2 滴，摇匀，放置，溶液呈绿色（检查胆固醇）。③取本品粉末 10mg，加三氯甲烷 20ml，超声处理 30 分钟，滤过，滤液蒸干，残渣加乙醇 1ml 使溶解，作为供试品溶液。另取胆酸、去氧胆酸对照品，加乙醇制成每 1ml 各含 2mg 的混合溶液，作为对照品溶液。吸取上述溶液各 2μl，分别点于同一硅胶 G 薄层板上，以异辛烷–醋酸乙酯–冰醋酸（15∶7∶5）为展开剂，展开，取出，晾干，喷以 10% 硫酸乙醇溶液，在 105℃ 烘约 5 分钟，置紫外光灯（365nm）下观察。供试品色谱中，在与对照品色谱相应的位置上，显相同颜色的 2 个荧光斑点。④取本品粉末少许，采用溴化钾压片法，测定红外光谱。不同来源的正品牛黄的图谱基本相似，在 755 ~ 745cm^{-1}、990 ~ 980cm^{-1}、1250 ~ 1240cm^{-1}、1570 ~ 1565cm^{-1}、1630 ~ 1620cm^{-1}、1665 ~ 1655cm^{-1} 处均有明显的吸收峰。人工牛黄和伪品牛黄的图谱与天然牛黄的图谱有明显差别。

四、实验注意事项

1. 注意性状鉴别中一些经验鉴别术语，对动物类中药的鉴定具有重要作用，如白颈、胶口镜面、马头蛇尾瓦楞身、翘鼻头、佛指甲、连珠斑、方胜纹、挂甲、乌金衣、通天眼等。

2. 注意对于贝壳类和骨类药材还要制作磨片进行观察。

五、作业

1. 写出花鹿茸与马鹿茸的药材性状不同点。
2. 绘珍珠粉末显微特征图。
3. 绘蟾酥粉末显微特征图。
4. 记录蟾酥的理化鉴定结果。
5. 记录鹿茸的理化鉴定结果。
6. 记录牛黄的理化鉴定结果。

⟫· 第十一节　矿物类中药

实验二十　矿物类中药鉴别

一、目的要求

1. 掌握下列矿物药材的性状鉴定特征：朱砂、雄黄、自然铜、磁石、赭石、炉甘石、赤石脂、青礞石、滑石、石膏、芒硝、硫黄。

2. 掌握朱砂、雄黄、石膏的理化鉴定方法。

3. 掌握朱砂粉的质量评价方法。

二、实验仪器、试剂及材料

1. 仪器　磁铁、铜片、试管、坩埚、漏斗、具小孔软木塞、铂丝、酒精灯、蒸发皿、玻片、药匙、电子天平、滴定管、烧杯、锥形瓶、吸管、量筒。

2. 试剂　盐酸、稀盐酸、盐酸 – 硝酸（3：1）混合溶液、蒸馏水、NaOH 试液、BaCl$_2$ 试液、氯酸钾饱和的硝酸溶液、硫化氢试液、碳酸铵试液、碘化钾试液、硫酸、硝酸钾、1% 高锰酸钾溶液、2% 硫酸亚铁溶液、硫酸铁铵指示液、0.1mol/L 硫氰酸铵滴定液。

3. 材料　药材：朱砂、雄黄、自然铜、赭石、炉甘石、青礞石、滑石、石膏、芒硝、硫黄。粉末：

朱砂粉末、雄黄粉末、石膏粉末。

三、实验内容

1. 性状鉴定

（1）朱砂（Cinnabaris） 朱砂为粒状或块状集合体，呈颗粒状或块片状。鲜红色或暗红色，条痕红色至褐红色，有光泽。体重，质脆。其中呈细小颗粒或粉末状，色红明亮，触之不染手者，习称"朱宝砂"；呈不规则板片状，光亮如镜面者，习称"镜面砂"；颗粒较大，形如豆粒者，习称"豆瓣砂"。

饮片 朱砂粉呈朱红色极细粉末，体轻，用手撮之无粒状物。以磁铁吸之，无铁末。

（2）雄黄（Realgar） 为块状或粒状集合体，呈不规则块状；深红色或橙红色，条痕淡橘红色，晶面有金刚石样光泽。质脆，易碎，断面具树脂样光泽。微有特异的臭气。精矿粉为粉末状或粉末集合体，质松脆，手捏即成粉，橙黄色，无光泽。

（3）自然铜（Pyritum） 晶形多呈立方体，集合体呈致密块状；表面亮淡黄色，有金属光泽；有的黄棕色或棕褐色（系氧化物氧化铁所致），无金属光泽。具条纹，立方体相邻面上条纹相互垂直，是其重要鉴别特征。条痕绿黑色或棕红色。体重，质坚硬或稍脆，易砸碎。断面黄白色，有金属光泽；或断面棕褐色，可见银白色亮星。

饮片 煅自然铜为小立方体或不规则的碎粒或粉末状，呈棕褐色至黑褐色或灰黑色，无金属光泽。质酥脆。略有醋酸气。

（4）磁石（Magnetitum） 为块状集合体，呈不规则块状或略带方形，多具棱角；灰黑色或棕褐色，条痕黑色，具金属光泽。体重，质坚硬，难破碎，断面不整齐。具磁性，日久磁性减弱。有土腥气，味淡。

饮片 煅磁石为不规则的碎块或颗粒。表面黑色。质硬而酥。无磁性。有醋香气。

（5）赭石（Haematitum） 为鲕状、豆状、肾状集合体，多呈不规则扁平块状；暗棕红色或灰黑色，条痕樱红色或红棕色，有的具金属光泽。一面多有圆形乳头状的突起，习称"钉头"，另一面与突起的相对应处有同样大小的凹窝。体重，质硬，不易砸碎，砸碎后断面显层叠状。气微，味淡。

饮片 煅赭石表面暗红棕色至棕黑色，质较松，断面灰黑色，略具醋气。

（6）炉甘石（Calamina） 为块状集合体，呈不规则块状；表面粉性，无光泽，凹凸不平，多孔，似蜂窝状。体轻，质松，易碎。气微，味微涩。

饮片 煅炉甘石呈白色、淡黄色或粉红色的粉末；体轻，质松软而细腻光滑。气微，味微涩。

（7）赤石脂（Halloysitum Rubrum） 为块状集合体，呈不规则块状；粉红色、红色至紫红色，或有红白相间的花纹。质软，易碎，断面有的具蜡样光泽。吸水性强。具黏土气，味淡，嚼之无沙粒感。

（8）青礞石（Chloriti Lapis） 黑云母片岩：主为鳞片状或片状集合体，呈不规则扁块状，无明显棱角。褐黑色或绿黑色，具玻璃样光泽。质软，易碎，断面层片状。碎粉主为绿黑色鳞片（黑云母），有似星点样的闪光。绿泥石化云母碳酸盐片岩：为鳞片状或粒状集合体。呈灰色或绿灰色，夹有银色或淡黄色鳞片，具光泽。质松，易碎，粉末为灰绿色鳞片（绿泥石化云母片）和颗粒（主为碳酸盐），片状者具星点样闪光。遇稀盐酸产生气泡，加热后泡沸激烈。

（9）滑石（Talcum） 多为块状集合体，呈不规则的块状；白色、黄白色或淡蓝灰色，条痕白色，具蜡样光泽。质软，细腻，手摸有滑润感，无吸湿性，置水中不崩散。气微，味淡。

（10）石膏（Gypsum Fibrosum） 为纤维状的集合体，呈块状；白色、灰白色或淡黄色，有的半透明。体重，质软，纵断面具绢丝样光泽。气微，味淡。

饮片 煅石膏为白色粉末或酥松块状物。表面透出微红色的光泽，不透明。体较轻，质软，易碎，捏之成粉。气微，味淡。

（11）芒硝（Natrii Sulfas） 呈棱柱状、长方形或不规则块状或粒状；无色透明或类白色半透明。暴露空气中则表面渐风化而覆盖一层白色粉末。质脆，易碎，断面呈玻璃样光泽。气微，味咸。

饮片 玄明粉为白色粉末。气微，味咸，有引湿性。

（12）硫黄（Sulfur） 呈不规则块状；黄色或略呈绿黄色。表面不平坦，常有细砂孔，有脂肪光泽。用手握紧置于耳旁，可闻轻微的爆裂声。体轻，质松，易碎，断面常呈针状结晶形。具特异的臭气，味淡。

2. 理化鉴定

（1）朱砂 ① 取本品粉末，用盐酸湿润后，在光洁的铜片上摩擦，铜片表面显银白色光泽，加热烘烤后，银白色即消失（检查汞盐）。② 取本品粉末 2g，加盐酸-硝酸（3∶1）的混合溶液 2ml 使溶解，蒸干，加蒸馏水 2ml 使溶解，滤过。滤液分置 2 支试管中，一管中加 NaOH 试液 1～2 滴，产生白色沉淀（检查汞盐）。另一管中加 $BaCl_2$ 试液，生成白色沉淀，分离，沉淀在盐酸或硝酸中均不溶解（检查硫酸盐）。

（2）雄黄 ① 取本品 10mg，加水湿润后，加氯酸钾饱和的硝酸溶液 2ml 溶解后，加 $BaCl_2$ 试液，产生大量白色沉淀。放置后，倾出上层酸液，再加水 2ml，振摇，沉淀不溶解（检查硫离子）。② 取本品粉末 0.2g，置坩埚内，加热熔融，产生白色或黄白色火焰，伴有白色浓烟。取玻片覆盖后，有白色冷凝物，刮取少量，置试管内加水煮沸使溶解，必要时滤过，溶液加硫化氢试液数滴，即显黄色，加稀盐酸后生成黄色絮状沉淀，再加碳酸铵试液，沉淀复溶解（检查砷离子）。

（3）石膏 ① 取本品一小块（约2g），置具有小孔软木塞的试管内，灼烧，管壁有水生成，小块变为不透明体（结晶水逸出，含水硫酸钙变为无水硫酸钙）。② 取本品粉末 0.2g，加稀盐酸 10ml，加热使溶解，滤过；取滤液 2ml，加 $BaCl_2$ 试液生成白色沉淀，分离，沉淀在盐酸或硝酸中均不溶解（检查硫酸盐）。③ 取铂丝，用盐酸湿润后，蘸取本品粉末，在无色火焰中燃烧，火焰为砖红色（检查钙盐）。

3. 朱砂粉的质量评价

（1）朱砂粉中可溶性汞盐的检查 取本品 1g，加水 10ml，搅匀，滤过，静置，滤液进行汞盐的检查。

①亚汞盐的检查：取供试品溶液，加氢氧化钠试液，不得变黑色；取供试品溶液，加碘化钾试液，振摇，不得生成黄绿色沉淀，溶液不得显灰绿色，放置后不得显灰黑色。

②汞盐的检查：取供试品溶液，加氢氧化钠试液，不得生成黄色沉淀；取供试品溶液，加碘化钾试液，不得生成猩红色沉淀；取供试品溶液，涂于光亮的铜箔表面，擦拭后不得生成一层光亮似银的沉积物。

（2）朱砂粉中硫化汞的含量测定 取朱砂粉末约 0.3g，精密称定，置锥形瓶中，加硫酸 10ml 与硝酸钾 1.5g，加热使溶解，放冷，加水 50ml，并加 1% 高锰酸钾溶液至显粉红色，再滴加 2% 硫酸亚铁溶液至红色消失后，加硫酸铁铵指示液 2ml，用硫氰酸铵滴定液（0.1mol/L）滴定。每 1ml 硫氰酸铵滴定液（0.1mol/L）相当于 11.63mg 的硫化汞（HgS）。计算样品中硫化汞的含量。

四、作业

1. 观察药材标本，描述所观察药材的性状特征。

2. 记录朱砂、雄黄、石膏的理化鉴定结果。

3. 记录和分析朱砂粉质量评价实验结果，根据结果判断供试品是否符合《中国药典》要求。

◈ 第十二节　综合性试验

实验二十一　药材和饮片灰分、水分、浸出物测定及杂质检查

一、目的要求

1. 掌握中药材和饮片的灰分及酸不溶性灰分的测定方法。
2. 掌握中药材和饮片的水分的测定方法。
3. 掌握中药材和饮片的浸出物的测定方法。
4. 掌握中药材和饮片的杂质的检查方法。

二、仪器、试剂及材料

1. 仪器　分析天平、坩埚、表面皿、坩埚钳、电炉、箱式电阻炉（马弗炉）、水浴锅、无灰滤纸、扁形称量瓶、烘箱、短颈圆底烧瓶、水分测定管、直形冷凝管、沸石或玻璃珠、培养皿、减压干燥器、真空泵、无水氯化钙干燥管、气相色谱仪、锥形瓶、超声提取仪、容量瓶、移液管、干燥器、蒸发皿、漏斗、索氏提取器、放大镜、电热套。

2. 试剂　蒸馏水、10% 硝酸铵、稀盐酸、甲苯、无水氯化钙、五氧化二磷、无水乙醇。

3. 材料　含或不含挥发性成分的中药材。

三、实验内容

1. 灰分测定　供试品须粉碎，通过二号筛，混合均匀后，备用。

（1）总灰分测定法　取供试品 2~3g（如需测定酸不溶性灰分，可取供试品 3~5g），置炽灼至恒重的坩埚中，称定重量（准确至 0.01g），缓缓炽热，注意避免燃烧，至完全炭化时，逐渐升高温度至 500~600℃，使完全灰化并至恒重。根据残渣重量，计算供试品中总灰分的含量（%）。若供试品不易灰化，可将坩埚放冷，加热水或 10% 硝酸铵溶液 2ml，使残渣湿润，然后置水浴上蒸干，残渣照前法炽灼，至坩埚内容物完全灰化后并至恒重，称量计算。

（2）酸不溶性灰分测定法　取总灰分测定法所得灰分，在坩埚中小心加入稀盐酸约 10ml，用表面皿覆盖坩埚，置水浴上加热 10 分钟，表面皿用热水 5ml 冲洗，洗液并入坩埚中，用无灰滤纸滤过，坩埚内的残渣用水洗于滤纸上，并洗涤至洗液不显氯化物反应为止。滤渣连同滤纸移置同一坩埚中，干燥，炽灼至恒重。根据残渣重量，计算供试品中酸不溶性灰分的含量（%）。

2. 水分测定法　测定用的供试品，一般先破碎成直径不超过 3mm 的颗粒或碎片；直径和长度在 3mm 以下的可不破碎；减压干燥法需通过二号筛。

第一法（费休氏法）

（1）容量滴定法　本法是根据碘和二氧化硫在吡啶和甲醇溶液中能与水定量反应的原理来测定水分。所用仪器应干燥，并能避免空气中水分的侵入；测定应在干燥处进行。

（2）费休氏试液的制备与标定

● 制备：称取碘（置硫酸干燥器内 48 小时以上）110g，置干燥的具塞锥形瓶中，加无水吡啶

160ml，注意冷却，振摇至碘全部溶解后，加无水甲醇300ml，称定重量，将锥形瓶置冰浴中冷却，在避免空气中水分侵入的条件下，通入干燥的二氧化硫至重量增加72g，再加无水甲醇使成1000ml，密塞，摇匀，在暗处放置24小时。

也可以使用稳定的市售的费休氏试液。市售的费休氏试液可以是不含吡啶的其他碱化剂，不含甲醇的其他醇类等制成；也可以是单一的溶液或由两种溶液混合而成。

本液应遮光，密封，置阴凉干燥处保存。临用前应标定浓度。

●标定：精密称取纯化水10～30mg，用水分测定仪直接标定；或精密称取纯化水10～30mg，置干燥的具塞玻瓶中，除另有规定外，加无水甲醇2～5ml，在避免空气中水分侵入的条件下，用费休氏液滴定至溶液由浅黄色变为红棕色，或用电化学方法［如永停滴定法（《中国药典》通则0701）等］指示终点；另作空白对照，按下式计算：

$$F = \frac{W}{A - B}$$

式中，F 为每1ml费休氏试液相当于水的重量，mg；W 为称取纯化水的重量，mg；A 为滴定所消耗费休氏试液的容积，ml；B 为空白所消耗费休氏试液的容积，ml。

●测定法：精密称取供试品适量（消耗费休氏试液1～5ml），除另有规定外，溶剂为无水甲醇，用水分测定仪直接测定。或精密称取供试品适量，置干燥的具塞玻瓶中，加溶剂2～5ml，在不断振摇（或搅拌）下用费休氏试液滴定至溶液由浅黄色变为红棕色，或用永停滴定法（《中国药典》通则0701）指示终点；另作空白对照，按下式计算：

$$供试品中水分含量（\%）= \frac{(A - B)\ F}{W} \times 100\%$$

式中，A 为供试品所消耗费休氏试液的容积，ml；B 为空白所消耗费休氏试液的容积，ml；F 为每1ml费休氏试液相当于水的重量，mg；W 为供试品的重量，mg。

如供试品引湿性较强，可称取供试品适量置干燥的容器中，密封（可在干燥的隔离箱中操作），精密称定，用干燥的注射器注入适量无水甲醇或其他适宜溶剂，精密称定总重，振摇使供试品溶解，测定水分。洗净并烘干容器，精密称定其重量。同时测定溶剂的水分。按下式计算：

$$供试品中水分含量\% = \frac{(W_1 - W_3)\ C_1 - (W_1 - W_2)\ C_2}{W_2 - W_3} \times 100\%$$

式中，W_1 为供试品、溶剂和容器的重量，g；W_2 为供试品、容器的重量，g；W_3 为容器的重量，g；C_1 为供试品溶液的水分，g/g；C_2 为溶剂的水分，g/g。

对热稳定的供试品，亦可将水分测定仪和市售卡氏干燥炉联用测定水分。即将一定量的供试品在干燥炉或样品瓶中加热，并用干燥气体将蒸发出的水分导入水分测定仪中测定。

（3）库仑滴定法　本法仍以卡尔－费休氏（Karl－Fischer）反应为基础，应用永停滴定法（《中国药典》通则0701）测定水分。与容量滴定法相比，库仑滴定法中滴定剂碘不是从滴定管加入，而是由含有碘离子的阳极电解液电解产生。一旦所有的水被滴定完全，阳极电解液中就会出现少量过量的碘，双铂电极极化而停止碘的产生。根据法拉第定律，产生的碘的量与通过的电量成正比，因此可以通过测量电量总消耗的方法来测定水分总量。本法主要用于测定含微量水分（0.0001%～0.1%）的供试品，特别适用于测定化学惰性物质如烃类、醇类和酯类中的水分。所用仪器应干燥，并能避免空气中水分的侵入；测定操作宜在干燥处进行。

在适当的情况下，供试品中的水可以通过与容器连接的烘箱中的热量解吸或释放出来，并借助干燥的惰性气体（例如纯氮气）转移到容器中。因气体转移造成的误差应考虑并进行校正，加热条件也应慎重选择，防止因供试品分解而产生水。

• 费休氏试液：按卡尔－费休氏库仑滴定仪的要求配制或使用市售费休氏滴定液，不用标定滴定度。

• 测定法：于滴定杯加入适量费休氏试液，先将试液和系统中的水分预滴定除去，然后精密量取供试品适量（含水量为 0.5～5mg），迅速转移至滴定杯中，以永停滴定法（《中国药典》通则 0701）指示终点，从仪器显示屏上直接读取供试品中水分的含量，其中每 1mg 相当于 10.72 库仑电量。

第二法（烘干法）

• 测定法：取供试品 2～5g，平铺于干燥至恒重的扁形称量瓶中，厚度不超过 5mm，疏松供试品不超过 10mm，精密称定，打开瓶盖在 100～105℃干燥 5 小时，将瓶盖盖好，移置干燥器中，放冷 30 分钟，精密称定，再在上述温度干燥 1 小时，冷却，称重，至连续两次称重的差异不超过 5mg 为止。根据减失的重量，计算供试品中含水量（%）。

本法适用于不含或少含挥发性成分的药品。

第三法（减压干燥法）

• 减压干燥法：取直径 12cm 左右的培养皿，加入五氧化二磷干燥剂适量，铺成 0.5～1cm 的厚度，放入直径 30cm 的减压干燥器中。

• 测定法：将供试品 2～4g，混合均匀，分取 0.5～1g，置已在供试品同样条件下干燥并称重的称量瓶中，精密称定，打开瓶盖，放入上述减压干燥器中，抽气减压至 2.67kPa（20mmHg）以下，并持续抽气半小时，室温放置 24 小时。在减压干燥器出口连接无水氯化钙干燥管，打开活塞，待内外压一致，关闭活塞，打开干燥器，盖上瓶盖，取出称量瓶迅速精密称定重量，计算供试品中的含水量（%）。

本法适用于含有挥发性成分的贵重药品。中药测定用的供试品，一般先破碎并需通过二号筛。

第四法（甲苯法）

• 仪器装置：如图 2-55 所示，A 为 500ml 的短颈圆底瓶；B 为水分测定管；C 为直形冷凝管，外管长 40cm。使用前，全部仪器应清洁，并置烘箱中烘干。

• 测定法：取供试品适量（相当于含水量 1～4ml），精密称定，置 A 瓶中，加甲苯约 200ml，必要时加入干燥、洁净的无釉小瓷片或玻璃珠数粒，连接仪器，自冷凝管顶端加入甲苯至充满 B 管的狭细部分。将 A 瓶置电热套中或用其他适宜方法缓缓加热，待甲苯开始沸腾时，调节温度，使每秒钟馏出 2 滴。待水分完全馏出，即测定管刻度部分的水量不再增时，将冷凝管内部先用甲苯冲洗，再用饱蘸甲苯的长刷或其他适宜方法，将管壁上附着的甲苯推下，继续蒸馏 5 分钟，放冷至室温，拆卸装置，如有水黏附在 B 管的管壁上，可用蘸甲苯的铜丝推下，放置使水分与甲苯完全分离（可加亚甲蓝粉末少量，使水染成蓝色，以便分离观察）。检读水量，并计算成供试品的含水量（%）。

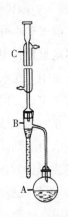

图 2-55 甲苯法仪器装置示意图
A. 500ml 的短颈圆底烧瓶 B. 水分测定管
C. 直形冷凝管（外管长 40cm）

注意：①测定用的甲苯须加水少量充分振摇后放置，将水层分离弃去，经蒸馏后使用。②中药测定用的供试品，一般先破碎成直径不超过 3mm 的颗粒或碎片；直径和长度在 3mm 以下的可不破碎。

第五法（气相色谱法）

• 色谱条件与系统适用性试验：用直径为 0.18～0.25mm 的二乙烯苯－乙基乙烯苯型高分子多孔小球作为载体，或采用极性与之相适应的毛细管柱，柱温为 140～150℃，热导检测器检测。注入无水乙醇，照气相色谱法测定（《中国药典》通则 0521）测定，应符合以下要求：①理论板数按水峰计算应大于 1000，理论板数按乙醇峰计算应大于 150；②水和乙醇两峰的分离度应大于 2；③用无水乙醇进样

5 次，水峰面积的相对标准偏差不得大于 3.0%。

·对照溶液的制备：取纯化水约 0.2g，精密称定，置 25ml 量瓶中，加无水乙醇至刻度，摇匀，即得。

·供试品溶液的制备：取供试品适量（含水量约 0.2g），剪碎或研细，精密称定，置具塞锥形瓶中，精密加入无水乙醇 50ml，密塞，混匀，超声处理 20 分钟，放置 12 小时，再超声处理 20 分钟，密塞放置，待澄清后倾取上清液，即得。

·测定法：取无水乙醇、对照溶液及供试品溶液各 1~5μl，注入气相色谱仪，测定，即得。

对照溶液与供试品溶液的配制须用新开启的同一瓶无水乙醇。

用外标法计算供试品中的含水量。计算时应扣除无水乙醇中的含水量，方法如下：

对照溶液中实际加入的水的峰面积 = 对照溶液中总水峰面积 − K × 对照溶液中乙醇峰面积

供试品溶液中水峰面积 = 供试品溶液中总水峰面积 − K × 供试品溶液中乙醇峰面积

$$K = \frac{\text{无水乙醇中水峰面积}}{\text{无水乙醇中乙醇峰面积}}$$

3. 浸出物的测定

（1）水溶性浸出物测定法　供试品需粉碎后能通过二号筛，并混合均匀备用。

1）冷浸法：取供试品约 4g，精密称定，置 250~300ml 的锥形瓶中，精密加水 100ml，密塞，冷浸，前 6 小时内时时振摇，再静置 18 小时，用干燥滤器迅速滤过，精密量取续滤液 20ml，置已干燥至恒重的蒸发皿中，在水浴上蒸干后，于 105℃ 干燥 3 小时，置干燥器中冷却 30 分钟，迅速精密称定重量。除另有规定外，以干燥品计算供试品中水溶性浸出物的含量（%）。

2）热浸法：取供试品 2~4g，精密称定，置 100~250ml 的锥形瓶中，精密加水 50~100ml，密塞，称定重量，静置 1 小时后，连接回流冷凝管，加热至沸腾，并保持微沸 1 小时。放冷后，取下锥形瓶，密塞，再称定重量，用水补足减失的重量，摇匀，用干燥滤器滤过，精密量取滤液 25ml，置已干燥至恒重的蒸发皿中，在水浴上蒸干后，于 105℃ 干燥 3 小时，置干燥器中冷却 30 分钟，迅速精密称定重量。除另有规定外，以干燥品计算供试品中水溶性浸出物的含量（%）。

（2）醇溶性浸出物测定法　照水溶性浸出物测定法测定。除另有规定外，以各品种项下规定浓度的乙醇代替水为溶剂。

（3）挥发性醚浸出物测定法　取供试品（过四号筛）2~5g，精密称定，置五氧化二磷干燥器中干燥 12 小时，置索氏提取器中，加乙醚适量，除另有规定外，加热回流 8 小时，取乙醚液，置干燥至恒重的蒸发皿中，放置，挥去乙醚，残渣置五氧化二磷干燥器中干燥 18 小时，精密称定，缓缓加热至 105℃，并于 105℃ 干燥至恒重。其减失重量即为挥发性醚浸出物的重量。

4. 杂质检查　药材和饮片中混存的杂质系指下列各类物质：①来源与规定相同，但其性状或药用部位与规定不符；②来源与规定不同的物质；③无机杂质，如砂石、泥块、尘土等。

检查方法如下。

（1）取规定量的供试品，摊开，用肉眼或借助放大镜（5~10 倍）观察，将杂质拣出；如其中有可以筛分的杂质，则通过适当的筛，将杂质分出。

（2）将各类杂质分别称重，计算其在供试品中的含量（%）。

注意：①药材或饮片中混存的杂质如与正品相似，难以从外观鉴别时，可称取适量，进行显微的、化学的或物理的鉴别试验，证明其为杂质后，计入杂质重量中。②个体大的药材或饮片，必要时可破开，检查有无虫蛀、霉烂或变质情况。③杂质检查所用的供试品量，除另有规定外，按药材取样法称取。

四、作业

1. 测定样品中的总灰分和水浸出物的含量。

2. 根据样品化学成分特征，选择适宜的水分测定方法，并测定样品中的水分含量。

3. 测定一种果实种子类或全草类药物的杂质含量。

第十三节　选做实验

实验二十二　中药材 DNA 分子鉴定

一、目的要求

1. 掌握聚合酶链式反应－限制性片段长度多态法（PCR－RFLP）实验原理。

2. 掌握特异性 PCR 技术原理。

3. 掌握 PCR－RFLP 鉴别川贝母的操作流程。

4. 掌握特异性 PCR 技术鉴别蕲蛇的操作流程

二、仪器、试剂及材料

1. 仪器　水浴锅、移液器、PCR 仪、电子天平、电泳仪、凝胶成像仪或紫外透射仪、高速离心机、掌上离心机。

2. 试剂　β－巯基乙醇、2% CTAB、三氯甲烷－异戊醇（24∶1）、异丙醇、70% 乙醇、无水乙醇、核酸染料、1×TAE 缓冲液、琼脂糖、DNA Marker（100bp，250bp，500bp，750bp，1000bp，2000bp）、6×Loading buffer、引物、Sma I。

3. 材料　适宜 DNA 分子鉴定的中药（如川贝母及其混伪品、蕲蛇及其混伪品等）。

三、实验内容

1. 聚合酶链式反应－限制性片段长度多态法（PCR－RFLP）鉴别川贝母

（1）模板 DNA 提取

1）取川贝母样品 0.1g，依次用 75% 乙醇 1ml、灭菌超纯水 1ml 清洗，吸干表面水分，置乳钵中研磨成极细粉，或使用研磨仪研碎。

2）取 20mg 粉末置 1.5ml 离心管中，加入 700μl 的 2% CTAB 的提取缓冲液，再加入 14μl β－巯基乙醇，于 65℃ 水浴 30 分钟，不时轻轻颠倒混匀，如有需要可加入 RNA 酶溶液（10mg/ml）4μl。

3）取出离心管至室温，加入三氯甲烷－异戊醇（24∶1）700μl，轻轻颠倒混匀。12000r/min 离心 10 分钟，吸取上清液转入另一离心管中。

4）再加入等体积三氯甲烷－异戊醇（24∶1），轻轻颠倒混匀，12000r/min 离心 10 分钟，吸取上清液转入另一离心管中。

5）加入 2/3 体积 −20℃ 预冷的异丙醇，−20℃ 放置 30 分钟，12000r/min 离心 10 分钟，小心倾去上清液。

6）加入75%乙醇700μl，悬浮DNA进行漂洗，10000r/min离心5分钟。

7）弃上清液，加入无水乙醇700μl，悬浮DNA进行漂洗，10000r/min离心5分钟。

8）弃上清液，自然挥干或置于37℃烘箱挥干。

9）加入50μl无菌水充分溶解，作为供试品溶液，4℃保存备用。

10）另取川贝母对照药材0.1g，同法制成对照药材模板DNA溶液。

另外，也可使用植物DNA提取试剂盒，具体步骤可参见试剂盒使用说明。

（2）PCR-RFLP反应

1）鉴别引物：5′-CGTAACAAGGTTTCCGTAGGTGAA-3′和5′-GCTACGTTCTTCATCGAT-3′PCR反应体系在200μl离心管中进行，反应总体积为30μl，反应体系包括10×PCR缓冲液3μl，二氯化镁（25mmol/L）2.4μl，dNTP（10mmol/L）0.6μl，鉴别引物（30μmol/L）各0.5μl，高保真Taq DNA聚合酶（5U/μl）0.2μl，模板1μl，无菌超纯水21.8μl。将离心管置于PCR仪，PCR反应参数：95℃预变性4分钟，循环反应30次（95℃30秒，55~58℃30秒，72℃30秒），72℃延伸5分钟。

2）酶切反应体系取PCR反应液，置500μl离心管中进行酶切反应，反应总体积为20μl，反应体系包括10×酶切缓冲液2μl，PCR反应液6μl，Sma I（10U/μl）0.5μl，无菌超纯水11.5μl，酶切反应在30℃水浴反应2小时。另取无菌超纯水，同法上述PCR-RFLP反应操作，作为空白对照。

（3）电泳检测　胶浓度为1.5%，胶中加入核酸染料；供试品与对照药材酶切反应溶液的上样量分别为8μl，DNA Marker上样量为2μl（0.5μg/μl）。电泳结束后，取凝胶片在凝胶成像仪或紫外透射仪上检视（图2-56）。供试品凝胶电脉图谱中，在与对照药材凝胶电泳图谱相应的位置上，在100~250bp应有两条DNA条带，空白对照无条带。

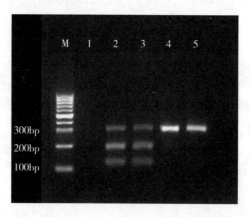

图2-56　川贝母分子鉴定电泳图谱

M. Marker；1. 空白对照；2. 阳性对照；3. 川贝母；4、5. 川贝母混伪品

2. 蕲蛇的特异性PCR鉴定

（1）模板DNA提取

1）取蕲蛇样品0.5g，置乳钵中，加液氮适量，充分研磨使成粉末。

2）取粉末0.1g，置1.5ml离心管中，加入消化液275μl［细胞核裂解液200μl，0.5mol/L乙二胺四醋酸二钠溶液50μl，蛋白酶K（20mg/ml）20μl，RNA酶溶液5μl］，在55℃水浴保温1小时，加入裂解缓冲液250μl，混匀，加到DNA纯化柱中，离心（转速为10000r/min）3分钟。

3）弃去过滤液，加入洗脱液800μl［5mol/L醋酸钾溶液26μl，1mol/L Tris-盐酸溶液（pH 7.5）18μl，0.5mol/L乙二胺四醋酸二钠溶液（pH 8.0）3μl，无水乙醇480μl，灭菌双蒸水273μl］，离心（转速为10000r/min）1分钟。

4）弃去过滤液，用上述洗脱液反复洗脱3次，每次离心（转速为10000r/min）1分钟；弃去过滤液，再离心2分钟，将DNA纯化柱转移入另一离心管中，加入无菌双蒸水100μl，室温放置2分钟后，离心（转速为10000r/min）2分钟，取上清液，作为供试品溶液，置-20℃保存备用。

5）另取蕲蛇对照药材0.5g，同法制成对照药材模板DNA溶液。

（2）PCR反应鉴别引物 5′-GGCAATTCACTACACGCCAACATCAACT-3′和5′-CCATAGTCAGGT-GGTTAGTGATAC-3′。

1）PCR反应体系：在200μl离心管中进行，反应总体积为25μl，反应体系包括10×PCR缓冲液2.5μl，dNTP（2.5mmol/L）2μl，鉴别引物（10μlmol/L）各0.5μl，高保真Taq DNA聚合酶（5U/ml）0.2μl，模板0.5μl，无菌双蒸水18.8μl。将离心管置PCR仪，PCR反应参数：95℃预变性5分钟，循环反应30次（95℃30秒，63℃45秒），延伸（72℃）5分钟。

2）电泳检测：照琼脂糖凝胶电泳法进行，胶浓度为1.5%，胶中加入核酸凝胶染色剂GelRed；供试品与对照药材PCR反应溶液的上样量为8μl，DNA Marker上样量为2μl。电泳结束后，取凝胶片在凝胶成像仪上或紫外透射仪上检视。供试品凝胶电泳图谱中，在与对照药材凝胶电泳图谱相应的位置上，在300~400bp应有单一DNA条带（图2-57）。

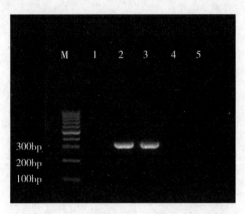

图2-57 蕲蛇DNA分子鉴定电泳图

M. Marker；1. 空白对照；2. 阳性对照；3. 蕲蛇；4、5. 蕲蛇混伪品

四、作业

1. 运用PCR-RFLP法鉴别川贝母及其混淆品，并分析凝胶成像图。

2. 运用特异性PCR法鉴别蕲蛇及其混淆品，并分析凝胶成像图。

实验二十三 中成药鉴别

一、目的要求

掌握二妙丸、元胡止痛片的显微鉴定特征。

二、仪器、试剂与材料

1. 仪器 显微鉴定常用实验器具。

2. 试剂　显微鉴定常用试剂。

3. 材料　二妙丸，元胡止痛片。

三、实验内容

1. 二妙丸　草酸钙针晶细小，长 $10 \sim 32\mu m$，不规则地充塞于薄壁细胞中。黄色纤维大多呈束，周围细胞含草酸钙方晶，形成晶鞘纤维，含晶细胞壁木化，增厚；可见黄色不规则分枝状石细胞。

2. 元胡止痛片　含糊化淀粉粒的薄壁细胞淡黄色，呈类方形或类圆形，糊化淀粉类隐约可见；下皮厚壁细胞成片，淡黄绿色，细胞呈长方形、类多角形、方形或不规则形，壁连珠状增厚，微木化，纹孔密集。导管具缘纹孔，纹孔横向延长呈梯状排列，亦有网纹和梯纹导管；草酸钙簇晶存在于薄壁细胞中，呈圆簇状或类圆形，直径 $6 \sim 20\mu m$。

四、作业

绘（拍摄）出二妙丸、元胡止痛片的显微特征图。

附　录

附录一　常用试剂的配制方法和试纸制备方法

一、显微试液配制法

（1）α－萘酚试液　取 15% 的 α－萘酚乙醇溶液 10.5ml，缓缓加硫酸 6.5ml，混匀后再加乙醇 40.5ml 及水 4ml，混匀，即得。

（2）三氯化铁试液　取三氯化铁 9g，加水使溶解成 100ml，即得。

（3）水合氯醛试液　取水合氯醛 50g，加水 15ml 与甘油 10ml 溶解，即得。

（4）甘油醋酸试液；取甘油、50% 醋酸溶液与水各 1 份，混合，即得。

（5）苏丹Ⅲ试液　取苏丹Ⅲ 0.01g，加 90% 乙醇 5ml 溶解后，加甘油 5ml，摇匀，即得。本液应置棕色的玻璃瓶内保存，在 2 个月内应用。

（6）钌红试液　取 10% 醋酸钠溶液 1~2ml，加钌红适量使呈酒红色，即得。本液应临用新制。

（7）间苯三酚试液　取间苯三酚 0.5g，加乙醇 25ml 使溶解，即得。本液应置棕色玻璃瓶内，在暗处保存。

（8）组织解离液　①取硝酸 10ml，加入 100ml 水中，混匀。②取铬酸 10g，加水 100ml 使溶解。用时将二液等量混合，即得。

（9）品红甘油胶　取动物胶 1g，加水 6ml，浸泡至溶化，再加甘油 7ml，加热并轻轻搅拌至完全混匀，用纱布滤于培养皿内，加碱性品红（碱性品红 0.1g，加无水乙醇 600ml 及樟油 80ml，溶解）适量，混匀，凝固后即得。

（10）铜氨试液　取碳酸铜 0.5g，加水适量，置乳钵中研磨，再加浓氨溶液 10ml 使溶解，即得。

（11）硝酸汞试液　取黄氧化汞 40g，加硝酸 32ml 与水 15ml 使溶解，即得。本液应置棕色玻璃瓶内，在暗处保存。

（12）氯化锌碘试液　取氯化锌 20g，加水 10ml 使溶解，加碘化钾 2g 溶解后，再加碘适量至饱和，即得。本液应置棕色具塞玻璃瓶内保存。

二、试液配制法

（1）乙醇制氢氧化钾试液　可取用乙醇制氢氧化钾滴定液（0.5mol/L）。

（2）乙醇制氨试液　取无水乙醇，加浓氨试液使 100ml 中含 NH_3 9~11g，即得。本液应置橡皮塞瓶中保存。

（3）乙醇制溴化汞试液　取溴化汞 2.5g，加乙醇 50ml，微热使溶解，即得。本液应置棕色玻璃瓶内，在暗处保存。

（4）二乙基二硫代氨基甲酸银试液　取二乙基二硫代氨基甲酸银 0.25g，加三氯甲烷适量与三乙胺 1.8ml，加三氯甲烷至 100ml，搅拌使溶解，放置过夜，用脱脂棉滤过，即得。本液应置棕色玻璃瓶内，密塞，置阴凉处保存。

（5）二硝基苯试液　取间二硝基苯 2g，加乙醇使溶解成 100ml，即得。

（6）二硝基苯甲酸试液　取 3,5－二硝基苯甲酸 1g，加乙醇使溶解成 100ml，即得。

（7）二硝基苯肼乙醇试液　取 2,4－二硝基苯肼 1g，加乙醇 1000ml 使溶解，再缓缓加入盐酸 10ml，摇匀，即得。

（8）二硝基苯肼试液　取 2,4－二硝基苯肼 1.5g，加硫酸溶液（1→2）20ml，溶解后，加水使成100ml，滤过，即得。

（9）三硝基苯酚试液　本液为三硝基苯酚的饱和水溶液。

（10）三氯化铁试液　取三氯化铁 9g，加水使溶解成 100ml，即得。

（11）三氯化铝试液　取三氯化铝 1g，加乙醇使溶解成 100ml，即得。

（12）三氯化锑试液　本液为三氯化锑饱和的三氯甲烷溶液。

（13）四苯硼钠试液　取四苯硼钠 0.1g，加水使溶解成 100ml，即得。

（14）对二甲氨基苯甲醛试液　取对二甲氨基苯甲醛 0.125g，加无氮硫酸 65ml 与水 35ml 的冷混合液溶解后，加三氯化铁试液 0.05ml，摇匀，即得。本液配制后 7 日内使用。

（15）亚铁氰化钾试液　取亚铁氰化钾 1g，加水 10ml 使溶解，即得。本液应临用新制。

（16）亚硝基铁氰化钠试液　取亚硝基铁氰化钠 1g，加水使溶解成 20ml，即得。本液应临用新制。

（17）亚硝酸钠乙醇试液　取亚硝酸钠 5g，加 60% 乙醇使溶解成 1000ml，即得。

（18）亚硝酸钴钠试液　取亚硝酸钴钠 10g，加水使溶解成 50ml，滤过，即得。

（19）过氧化氢试液　取浓过氧化氢溶液（30%），加水稀释成 3% 的溶液，即得。本液应临用新制。

（20）吲哚醌试液　取 α,β－吲哚醌 0.1g，加丙酮 10ml 溶解后，加冰醋酸 1ml，摇匀，即得。

（21）间苯三酚盐酸试液　取间苯三酚 0.1g，加乙醇 1ml，再加盐酸 9ml，混匀。本液应临用新制。

（22）茚三酮试液　取茚三酮 2g，加乙醇使溶解成 100ml，即得。

（23）钒酸铵试液　取钒酸铵 0.25g，加水使溶解成 100ml，即得。

（24）变色酸试液　取变色酸钠 50mg，加硫酸与水的冷混合液（9∶4）100ml 使溶解，即得。本液应临用新制。

（25）草酸铵试液　取草酸铵 3.5g，加水使溶解成 100ml，即得。

（26）茴香醛试液　取茴香醛 0.5ml，加醋酸 50ml 使溶解，加硫酸 1ml，摇匀，即得。本液应临用新制。

（27）钨酸钠试液　取钨酸钠 25g，加水 72ml 溶解后，加磷酸 2ml，摇匀，即得。

（28）品红亚硫酸试液　取碱性品红 0.2g，加热水 100ml 溶解后，放冷，加亚硫酸钠溶液（1→10）20ml、盐酸 2ml，用水稀释至 200ml，加活性炭 0.1g，搅拌并迅速滤过，放置 1 小时以上，即得。本液应临用新制。

（29）香草醛试液　取香草醛 0.1g，加盐酸 10ml 使溶解，即得。

（30）香草醛硫酸试液　取香草醛 0.2g，加硫酸 10ml 使溶解，即得。

（31）氢氧化钙试液　取氢氧化钙 3g，置玻璃瓶中，加水 1000ml，密塞。时时猛力振摇，放置 1 小时，即得。用时倾取上清液。

（32）氢氧化钠试液　取氢氧化钠 4.3g，加水使溶解成 100ml，即得。

（33）氢氧化钡试液　取氢氧化钡，加新沸过的冷水使成饱和的溶液，即得。本液应临用新制。

（34）氢氧化钾试液　取氢氧化钾 6.5g，加水使溶解成 100ml，即得。

（35）重铬酸钾试液　取重铬酸钾 7.5g，加水使溶解成 100ml，即得。

（36）重氮对硝基苯胺试液　取对硝基苯胺 0.4g，加稀盐酸 20ml 与水 40ml 使溶解，冷却至 15℃，缓缓加入 10% 亚硝酸钠溶液，至取溶液 1 滴能使碘化钾淀粉试纸变为蓝色，即得。本液应临用新制。

（37）重氮苯磺酸试液　取对氨基苯磺酸 1.57g，加水 80ml 与稀盐酸 10ml，在水浴上加热溶解后，放冷至 15℃，缓缓加入亚硝酸钠溶液（1→10）6.5ml，随加随搅拌，再加水稀释至 100ml，即得，本液应临用新制。

（38）盐酸羟胺试液　取盐酸羟胺 3.5g，加 60% 乙醇使溶解成 100ml，即得。

（39）钼酸铵硫酸试液　取钼酸铵 2.5g，加硫酸 15ml，加水使溶解成 100ml，即得。本液配制后 2 周内使用。

（40）铁氰化钾试液　取铁氰化钾 1g，加水 10ml 使溶解，即得。本液应临用新制。

（41）氨试液　取浓氨溶液 400ml，加水使成 1000ml，即得。本液应临用新制。

（42）浓氨试液　可取用浓氨溶液应用。

（43）氨制硝酸银试液　取硝酸银 1g，加水 20ml 溶解后，滴加氨试液，随加随搅拌，至初起的沉淀将近全溶，滤过，即得。本液应置棕色瓶内，在暗处保存。

（44）氨制氯化铜试液　取氯化铜 22.5g，加水 200ml 溶解后，加浓氨试液 100ml，摇匀，即得。

（45）高锰酸钾试液　可取用高锰酸钾滴定液（0.02mol/L）。

（46）高氯酸试液　取 70% 高氯酸 13ml，加水 500ml，用 70% 高氯酸精确调 pH 至 0.5，即得。

（47）高氯酸铁试液　取 70% 高氯酸 10ml，缓缓分次加入铁粉 0.8g，微热使溶解，放冷，加无水乙醇稀释至 100ml，即得。用时取上液 20ml，加 70% 高氯酸 6ml，用无水乙醇稀释至 500ml。

（48）硅钨酸试液　取硅钨酸 10g，加水使溶解成 100ml，即得。

（49）硝酸汞试液　取黄氧化汞 40g，加硝酸 32ml 与水 15ml 使溶解，即得。本液应置具玻璃塞瓶内，在暗处保存。

（50）硝酸银试液　可取用硝酸银滴定液（0.1mol/L）。

（51）硫化氢试液　本液为硫化氢的饱和水溶液。本液置棕色瓶内，在暗处保存。本液如无明显的硫化氢臭，或与等容的三氯化铁试液混合时不能生成大量的硫沉淀，即不适用。

（52）硫化钠试液　取硫化钠 1g，加水使溶解成 10ml，即得。本液应临用新制。

（53）硫代乙酰胺试液　取硫代乙酰胺 4g，加水使溶解成 100ml，置冰箱中保存。临用前取混合液（由 1mol/L 氢氧化钠溶液 15ml、水 5.0ml 及甘油 20ml 组成）5.0ml，加上述硫代乙酰胺溶液 1.0ml，置水浴上加热 20 秒，冷却，立即使用。

（54）硫脲试液　取硫脲 10g，加水使溶解成 100ml，即得。

（55）硫氰酸汞铵试液　取硫氰酸铵 5g 与二氯化汞 4.5g，加水使溶解成 100ml，即得。

（56）硫氰酸铵试液　取硫氰酸铵 8g，加水使溶解成 100ml，即得。

（57）硫酸亚铁试液　取硫酸亚铁结晶 8g，加新沸过的冷水 100ml 使溶解，即得。本液应临用新制。

（58）硫酸汞试液　取黄氧化汞 5g，加水 40ml 后，缓缓加硫酸 20ml，随加随搅拌，再加水 40ml，搅拌使溶解，即得。

（59）硫酸铜试液　取硫酸铜 12.5g，加水使溶解成 100ml，即得。

（60）硫酸镁试液　取未风化的硫酸镁结晶 12g，加水使溶解成 100ml，即得。

（61）紫草试液　取紫草粗粉 10g，加 90% 乙醇 100ml，浸渍 24 小时后，滤过，滤液中加入等量的甘油，混合，放置 2 小时，滤过，即得。本液应置棕色玻璃瓶内，在 2 个月内应用。

（62）氯试液　本液为氯的饱和水溶液。本液应临用新制。

（63）氯化亚锡试液　取氯化亚锡 1.5g，加水 10ml 与少量的盐酸使溶解，即得。本液应临用新制。

（64）氯化金试液　取氯化金 1g，加水 35ml 使溶解，即得。

（65）氯化钙试液　取氯化钙 7.5g，加水使溶解成 100ml，即得。

（66）氯化钠明胶试液　取白明胶 1g 与氯化钠 10g，加水 100ml，置不超过 60℃ 的水浴上微热使溶解。本液应临用新制。

（67）氯化钡试液　取氯化钡的细粉 5g，加水使溶解成 100ml，即得。

（68）氯铂酸试液　取氯铂酸 2.6g，加水使溶解成 20ml，即得。

（69）氯化铵试液　取氯化铵 10.5g，加水使溶解成 100ml，即得。

（70）氯化铵镁试液　取氯化镁 5.5g 与氯化铵 7g，加水 65ml 溶解后，加氯试液 35ml，置玻璃瓶内，放置数日后，滤过，即得。本液如显浑浊，应滤过后再用。

（71）氯化锌碘试液　取氯化锌 20g，加水 10ml 使溶解，加碘化钾 2g 溶解后，再加碘使饱和，即得。本液应置棕色玻璃瓶内保存。

（72）稀乙醇　取乙醇 529ml，加水稀释至 1000ml，即得。本液在 20℃ 时含 C_2H_5OH 应为 49.5% ~ 50.5%（ml/ml）。

（73）稀甘油　取甘油 33ml，加水稀释使成 100ml，再加樟脑一小块或液化苯酚 1 滴，即得。

（74）稀盐酸　取盐酸 234ml，加水稀释至 1000ml，即得。本液含 HCl 应为 9.5% ~ 10.5%。

（75）稀硝酸　取硝酸 105ml，加水稀释至 1000ml，即得。本液含 HNO_3 应为 9.5% ~ 10.5%。

（76）稀硫酸　取硫酸 57ml，加水稀释至 1000ml，即得。本液含 H_2SO_4 应为 9.5% ~ 10.5%。

（77）稀醋酸　取冰醋酸 60ml，加水稀释至 1000ml，即得。

（78）碘试液　可取用碘滴定液（0.05mol/L）。

（79）碘化汞钾试液　取二氯化汞 1.36g，加水 60ml 使溶解，另取碘化钾 5g，加水 10ml 使溶解，将两液混合，加水稀释至 100ml，即得。

（80）碘化钾试液　取碘化钾 16.5g，加水使溶解成 100ml，即得。本液应临用新制。

（81）碘化钾碘试液　取碘 0.5g 与碘化钾 1.5g，加水 25ml 使溶解，即得。

（82）碘化铋钾试液　取次硝酸铋/碱式硝酸铋 0.85g，加冰醋酸 10ml 与水 40ml 溶解后，加碘化钾溶液（4→10）20ml，摇匀，即得。

（83）改良碘化铋钾试液　取碘化铋钾试液 1ml，加 0.6mol/L 盐酸溶液 2ml，加水至 10ml，即得。

（84）稀碘化铋钾试液　取次硝酸铋/碱式硝酸铋 0.85g，加冰醋酸 10ml 与水 40ml 溶解后，分取 5ml，加碘化钾溶液（4→10）5ml，再加冰醋酸 20ml，用水稀释至 100ml，即得。

（85）硼酸试液　本液为硼酸饱和的丙酮溶液。

（86）溴试液　取溴 2 ~ 3ml，置用凡士林涂塞的玻璃瓶中，加水 100ml，振摇使成饱和的溶液，即得。本液应置暗处保存。

（87）酸性氯化亚锡试液　取氯化亚锡 20g，加盐酸溶液使溶解成 50ml，滤过，即得。本液配成后 3 个月即不适用。

（88）碱式醋酸铅试液　取一氧化铅 14g，加水 10ml，研磨成糊状，用水 10ml 洗入玻璃瓶中，加含醋酸铅 22g 的水溶液 70ml，用力振摇 5 分钟后，时时振摇，放置 7 天，滤过，加新沸过的冷水使成 100ml，即得。

（89）碱性三硝基苯酚试液　取 1% 三硝基苯酚溶液 20ml，加 5% 氢氧化钠溶液 10ml，用水稀释至 100ml，即得。本液应临用新制。

（90）碱性盐酸羟胺试液　①取氢氧化钠12.5g，加无水甲醇使溶解成100ml。②取盐酸羟胺12.5g，加无水甲醇100ml，加热回流使溶解。用时将两液等量混合，滤过，即得。本液应临用新制，配成后4小时内应用。

（91）碱性酒石酸铜试液　①取硫酸铜结晶6.93g，加水使溶解成100ml。②取酒石酸钾钠结晶34.6g与氢氧化钠10g，加水使溶解成100ml。用时将两液等量混合，即得。

（92）碱性β-苯酚试液　取β-苯酚0.25g，加氢氧化钠溶液（1→10）10ml使溶解，即得。本液应临用新制。

（93）碱性碘化汞钾试液　取碘化钾10g，加水10ml溶解后，缓缓加入氯化汞的饱和水溶液，随加随搅拌，至生成的红色沉淀不再溶解，加氢氧化钾30g，溶解后，再加二氯化汞的饱和水溶液1ml或1ml以上，并用适量的水稀释使成200ml，静置，使沉淀，即得。用时取上层的澄明液应用。

（94）碳酸钠试液　取一水合碳酸钠12.5g或无水碳酸钠10.5g，加水使溶解成100ml，即得。

（95）碳酸氢钠试液　取碳酸氢钠5g，加水使溶解成100ml，即得。

（96）碳酸铵试液　取碳酸铵20g与氨试液20ml，加水使溶解成100ml，即得。

（97）醋酸汞试液　取醋酸汞5g，研细，加温热的冰醋酸使溶解成100ml，即得。本液应置棕色玻璃瓶内，密闭保存。

（98）醋酸铅试液　取醋酸铅10g，加新沸过的冷水溶解后，滴加醋酸使溶液澄清，再加新沸过的冷水使成100ml，即得。

（99）醋酸氧铀锌试液　取醋酸氧铀10g，加冰醋酸5ml与水50ml，微热使溶解，另取醋酸锌30g，加冰醋酸3ml与水30ml，微热使溶解，将两液混合，放冷，滤过，即得。

（100）醋酸铵试液　取醋酸铵10g，加水使溶解成100ml，即得。

（101）磷钨酸试液　取磷钨酸1g，加水使溶解成100ml，即得。

（102）磷钼酸试液　取磷钼酸5g，加无水乙醇使溶解成100ml，即得。

（103）磷酸氢二钠试液　取磷酸氢二钠结晶12g，加水使溶解成100ml，即得。

（104）糠醛试液　取糠醛1ml，加水使溶解成100ml，即得。本液应临用新制。

（105）鞣酸试液　取鞣酸1g，加乙醇1ml，加水溶解并稀释至100ml，即得。本液应临用新制。

三、试纸制备方法

三硝基苯酚试纸：取滤纸条，浸入三硝基苯酚的饱和水溶液中，湿透后取出，阴干，即得。

附录二　中药外源性有害物质检测方法

一、重金属检查法

本法所指的重金属系指在规定实验条件下能与硫代乙酰胺或硫化钠作用显色的金属杂质。

标准铅溶液的制备：称取硝酸铅0.1599g，置1000ml量瓶中，加硝酸5ml与水50ml溶解后，用水稀释至刻度，摇匀，作为贮备液。

精密量取贮备液10ml，置100ml量瓶中，加水稀释至刻度，摇匀，即得（每1ml相当于10μg的Pb）。本液仅供当日使用。

配制与贮存用的玻璃容器均不得含铅。

第一法 除另有规定外，取 25ml 纳氏比色管三支，甲管中加标准铅溶液一定量与醋酸盐缓冲液（pH 3.5）2ml 后，加水或各品种项下规定的溶剂稀释成 25ml，乙管中加入按各品种项下规定的方法制成的供试品溶液 25ml，丙管中加入与乙管相同重量的供试品，加配制供试品溶液的溶剂适量使溶解，再加与甲管相同量的标准铅溶液与醋酸盐缓冲液（pH 3.5）2ml 后，用溶剂稀释成 25ml；若供试品溶液带颜色，可在甲管中滴加少量的稀焦糖溶液或其他无干扰的有色溶液，使之与乙管、丙管一致，再在甲、乙、丙三管中分别加硫代乙酰胺试液各 2ml，摇匀，放置 2 分钟，同置白纸上，自上向下透视，当丙管中显出的颜色不浅于甲管时，乙管中显示的颜色与甲管比较，不得更深。如丙管中显出的颜色浅于甲管，应取样按第二法重新检查。

如在甲管中滴加稀焦糖溶液或其他无干扰的有色溶液，仍不能使颜色一致时，应取样按第二法检查。

供试品如含高铁盐影响重金属检查时，可在甲、乙、丙三管中分别加入相同量的维生素 C 0.5 ~ 1.0g，再照上述方法检查。

配制供试品溶液时，如使用的盐酸超过 1ml，氨试液超过 2ml，或加入其他试剂进行处理者，除另有规定外，甲管溶液应取同样同量的试剂置瓷皿中蒸干后，加醋酸盐缓冲液（pH 3.5）2ml 与水 15ml，微热溶解后，移置纳氏比色管中，加标准铅溶液一定量，再用水或各品种项下规定的溶剂稀释成 25ml。

第二法 除另有规定外，当需改用第二法检查时，取各品种项下规定量的供试品，按炽灼残渣检查法进行炽灼处理，然后取遗留的残渣；或直接取炽灼残渣项下遗留的残渣；如供试品为溶液，则取各品种项下规定量的溶液，蒸发至干，再按上述方法处理后取遗留的残渣；加硝酸 0.5ml，蒸干，至氧化氮蒸气除尽后（或取供试品一定量，缓缓炽灼至完全炭化，放冷，加硫酸 0.5 ~ 1ml，使恰湿润，用低温加热至硫酸除尽后，加硝酸 0.5ml，蒸干，至氧化氮蒸气除尽后，放冷，在 500 ~ 600℃炽灼使完全灰化），放冷，加盐酸 2ml，置水浴上蒸干后加水 15ml，滴加氨试液至对酚酞指示液显微粉红色，再加醋酸盐缓冲液（pH 3.5）2ml，微热溶解后，移置纳氏比色管中，加水稀释成 25ml，作为乙管；另取配制供试品溶液的试剂，置瓷皿中蒸干后，加醋酸盐缓冲液（pH 3.5）2ml 与水 15ml，微热溶解后，移置纳氏比色管中，加标准铅溶液一定量，再用水稀释成 25ml，作为甲管；再在甲、乙两管中分别加硫代乙酰胺试液各 2ml，摇匀，放置 2 分钟，同置白纸上，自上向下透视，乙管中显出的颜色与甲管比较，不得更深。

第三法 除另有规定外，取供试品适量，加氢氧化钠试液 5ml 与水 20ml 溶解后，置纳氏比色管中，加硫化钠试液 5 滴，摇匀，与一定量的标准铅溶液同样处理后的颜色比较，不得更深。

二、砷盐检查法

标准砷溶液的制备：称取三氧化二砷 0.132g，置 1000ml 量瓶中，加 20% 氢氧化钠溶液 5ml 溶解后，用适量的稀硫酸中和，再加稀硫酸 10ml，用水稀释至刻度，摇匀，作为贮备液。

临用前，精密量取贮备液 10ml，置 1000ml 量瓶中，加稀硫酸 10ml，用水稀释至刻度，摇匀，即得（每 1ml 相当于 1μg 的 As）。

第一法 古蔡氏法。

仪器装置 如附图 2 - 1。A 为 100ml 标准磨口锥形瓶；B 为中空的标准磨口塞，上连导气管 C（外径 8.0mm，内径 6.0mm），全长约 180mm；D 为具孔的有机玻璃旋塞，其上部为圆形平面，中央有一圆孔，孔径与导气管 C 的内径一致，其下部孔径与导气管 C 的外径相适应，将导气管 C 的顶端套入旋塞下部孔内，并使管壁与旋塞的圆孔相吻合，黏合固定，E 为中央具有圆孔（孔径 6.0mm）的有机玻璃旋塞盖，与 D 紧密吻合。

测试时，于导气管 C 中装入醋酸铅棉花 60mg（装管高度为 60 ~ 80mm），再于旋塞 D 的顶端平面上放一片溴化汞试纸（试纸大小以能覆盖孔径而不露出平面外为宜），盖上旋塞盖 E 并旋紧，即得。

标准砷斑的制备　精密量取标准砷溶液 2ml，置 A 瓶中，加盐酸 5ml 与水 21ml，再加碘化钾试液 5ml 与酸性氯化亚锡试液 5 滴，在室温放置 10 分钟后，加锌粒 2g，立即将照上法装妥的导气管 C 密塞于 A 瓶上，并将 A 瓶置 25 ~ 40℃水浴中，反应 45 分钟，取出溴化汞纸试，即得。

若供试品需经有机破坏后再行检砷，则应取标准砷溶液代替供试品，照该品种项下规定的方法同法处理后，依法制备标准砷斑。

检查法　取照各药品项下规定方法制成的供试品溶液，置 A 瓶中，照标准砷斑的制备，自"再加碘化钾试液 5ml"起，依法操作。将生成的砷斑与标准砷斑比较，不得更深。

第二法　二乙基二硫代氨基甲酸银法。

仪器装置　如附图 2 - 2。A 为 100ml 标准磨口锥形瓶；B 为中空的标准磨口塞，上连导气管 C（一端的外径为 8mm，内径为 6mm；另一端长为 180mm，外径为 4mm，内径为 1.6mm，尖端内径为 1mm）。D 为平底玻璃管（长为 180mm，内径为 10mm，于 5.0ml 处有一刻度）。

测试时，于导气管 C 中装入醋酸铅棉花 60mg（装管高度约 80mm），并于 D 管中精密加入二乙基二硫代氨基甲酸银试液 5ml。

标准砷对照液的制备　精密量取标准砷溶液 2ml，置 A 瓶中，加盐酸 5ml 与水 21ml，再加碘化钾试液 5ml 与酸性氯化亚锡试液 5 滴，在室温放置 10 分钟后，加锌粒 2g，立即将导气管 C 与 A 瓶密塞，使生成的砷化氢气体导入 D 管中，并将 A 瓶置 25 ~ 40℃水浴中反应 45 分钟，取出 D 管，添加三氯甲烷至刻度，混匀，即得。

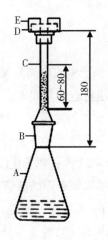

单位：mm

附图 2 - 1　第一法仪器装置

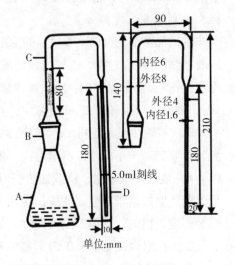

单位：mm

附图 2 - 2　第二法仪器装置

若供试品需经有机破坏后再行检砷，则应取标准砷溶液代替供试品，照各药品项下规定的方法同法处理后，依法制备标准砷对照液。

检查法　取照各药品项下规定方法制成的供试品溶液，置 A 瓶中，照标准砷对照液的制备，自"再加碘化钾试液 5ml"起，依法操作。将所得溶液与标准砷对照液同置白色背景上，从 D 管上方向下观察、比较，所得溶液的颜色不得比标准砷对照液更深。必要时，可将所得溶液转移至 1cm 吸收池中，照紫外 – 可见分光光度法（2020 年版《中国药典》通则 0401）在 510nm 波长处以二乙基二硫代氨基甲酸银试液作空白，测定吸光度，与标准砷对照液按同法测得的吸光度比较，即得。

【附注】

（1）所用仪器和试液等照本法检查，均不应生成砷斑，或至多生成仅可辨认的斑痕。

（2）制备标准砷斑或标准砷对照液，应与供试品检查同时进行。

（3）本法所用锌粒应无砷，以能通过一号筛的细粒为宜，如使用的锌粒较大时，用量应酌情增加，反应时间亦应延长为 1 小时。

（4）醋酸铅棉花系取脱脂棉 1.0g，浸入醋酸铅试液与水的等容混合液 12ml 中，湿透后，挤压除去过多的溶液，并使之疏松，在 100℃以下干燥后，贮于玻璃塞瓶中备用。

三、铅、镉、砷、汞、铜测定法

1. 原子吸收分光光度法 本法系采用原子吸收分光光度法测定中药中的铅、镉、砷、汞、铜，所用仪器应符合使用要求。除另有规定外，按下列方法测定。

（1）铅的测定（石墨炉法）

测定条件 参考条件：波长 283.3nm，干燥温度 100~120℃，持续 20 秒；灰化温度 400~750℃，持续 20~25 秒；原子化温度 1700~2100℃，持续 4~5 秒。

铅标准储备液的制备 精密量取铅单元素标准溶液适量，用 2% 硝酸溶液稀释，制成每 1ml 含铅（Pb）1μg 的溶液，即得（0~5℃贮存）。

标准曲线的制备 分别精密量取铅标准储备液适量，用 2% 硝酸溶液制成每 1ml 分别含铅 0ng、5ng、20ng、40ng、60ng、80ng 的溶液。分别精密量取 1ml，精密加含 1% 磷酸二氢铵和 0.2% 硝酸镁的溶液 0.5ml，混匀，精密吸取 20μl 注入石墨炉原子化器，测定吸光度，以吸光度为纵坐标，浓度为横坐标，绘制标准曲线。

供试品溶液的制备 A 法：取供试品粗粉 0.5g，精密称定，置聚四氟乙烯消解罐内，加硝酸 3~5ml，混匀，浸泡过夜，盖好内盖，旋紧外套，置适宜的微波消解炉内，进行消解（按仪器规定的消解程序操作）。消解完全后，取消解内罐置电热板上缓缓加热至红棕色蒸气挥尽，并继续缓缓浓缩至 2~3ml，放冷，用水转入 25ml 量瓶中，并稀释至刻度，摇匀，即得。同法同时制备试剂空白溶液。

B 法：取供试品粗粉 1g，精密称定，置凯氏烧瓶中，加硝酸－高氯酸（4∶1）混合溶液 5~10ml，混匀，瓶口加一小漏斗，浸泡过夜。置电热板上加热消解，保持微沸，若变棕黑色，再加硝酸－高氯酸（4∶1）混合溶液适量，持续加热至溶液澄明后升高温度，继续加热至冒浓烟，直至白烟散尽，消解液呈无色透明或略带黄色，放冷，转入 50ml 量瓶中，用 2% 硝酸溶液洗涤容器，洗液合并于量瓶中，并稀释至刻度，摇匀，即得。同法同时制备试剂空白溶液。

C 法：取供试品粗粉 0.5g，精密称定，置瓷坩埚中，于电热板上先低温炭化至无烟，移入高温炉中，于 500℃灰化 5~6 小时（若个别灰化不完全，加硝酸适量，于电热板上低温加热，反复多次直至灰化完全），取出冷却，加 10% 硝酸溶液 5ml 使溶解，转入 25ml 量瓶中，用水洗涤容器，洗液合并于量瓶中，并稀释至刻度，摇匀，即得。同法同时制备试剂空白溶液。

测定法 精密量取空白溶液与供试品溶液各 1ml，精密加含 1% 磷酸二氢铵和 0.2% 硝酸镁的溶液 0.5ml，混匀，精密吸取 10~20μl，照标准曲线的制备项下方法测定吸光度，从标准曲线上读出供试品溶液中铅（Pb）的含量，计算，即得。

（2）镉的测定（石墨炉法）

测定条件 参考条件：波长 228.8nm，干燥温度 100~120℃，持续 20 秒；灰化温度 300~500℃，持续 20~25 秒，原子化温度 1500~1900℃，持续 4~5 秒。

镉标准储备液的制备 精密量取镉单元素标准溶液适量，用 2% 硝酸溶液稀释，制成每 1ml 含镉（Cd）1μg 的溶液，即得（0~5℃贮存）。

标准曲线的制备 分别精密量取镉标准储备液适量，用 2% 硝酸溶液稀释制成每 1ml 分别含镉 0ng、0.8ng、2.0ng、4.0ng、6.0ng、8.0ng 的溶液。分别精密吸取 10μl，注入石墨炉原子化器，测定吸光度，以吸光度为纵坐标，浓度为横坐标，绘制标准曲线。

供试品溶液的制备 同铅测定项下供试品溶液的制备。

测定法 精密吸取空白溶液与供试品溶液各 10~20μl，照标准曲线的制备项下方法测定吸光度（若供试品有干扰，可分别精密量取标准溶液、空白溶液和供试品溶液各 1ml，精密加含 1% 磷酸二氢铵和0.2%硝酸镁的溶液0.5ml，混匀，依法测定），从标准曲线上读出供试品溶液中镉（Cd）的含量，计算，即得。

（3）砷的测定（氢化物法）

测定条件 采用适宜的氢化物发生装置，以含1%硼氢化钠和0.3%氢氧化钠溶液（临用前配制）作为还原剂，盐酸溶液（1→100）为载液，氮气为载气，检测波长为193.7nm。

砷标准储备液的制备 精密量取砷单元素标准溶液适量，用2%硝酸溶液稀释，制成每1ml含砷（As）1μg的溶液，即得（0~5℃贮存）。

标准曲线的制备 分别精密量取砷标准储备液适量，用2%硝酸溶液稀释制成每1ml分别含砷0ng、5ng、10ng、20ng、30ng、40ng的溶液。分别精密量取10ml，置25ml量瓶中，加25%碘化钾溶液（临用前配制）1ml，摇匀，加10%抗坏血酸溶液（临用前配制）1ml，摇匀，用盐酸溶液（20→100）稀释至刻度，摇匀，密塞，置80℃水浴中加热3分钟，取出，放冷。取适量，吸入氢化物发生装置，测定吸收值，以峰面积（或吸光度）为纵坐标，浓度为横坐标，绘制标准曲线。

供试品溶液的制备 同铅测定项下供试品溶液的制备中的A法或B法制备。

测定法 精密吸取空白溶液与供试品溶液各10ml，照标准曲线的制备项下，自"加25%碘化钾溶液（临用前配制）1ml"起，依法测定。从标准曲线上读出供试品溶液中砷（As）的含量，计算，即得。

（4）汞的测定（冷蒸气吸收法）

测定条件 采用适宜的氢化物发生装置，以含0.5%硼氢化钠和0.1%氢氧化钠的溶液（临用前配制）作为还原剂，盐酸溶液（1→100）为载液，氮气为载气，检测波长为253.6nm。

汞标准储备液的制备 精密量取汞单元素标准溶液适量，用2%硝酸溶液稀释，制成每1ml含汞（Hg）1μg的溶液，即得（0~5℃贮存）。

标准曲线的制备 分别精密量取汞标准储备液0ml、0.1ml、0.3ml、0.5ml、0.7ml、0.9ml，置50ml量瓶中，加20%硫酸溶液10ml，5%高锰酸钾溶液0.5ml，摇匀，滴加5%盐酸羟胺溶液至紫红色恰消失，用水稀释至刻度，摇匀。取适量，吸入氢化物发生装置，测定吸收值，以峰面积（或吸光度）为纵坐标，浓度为横坐标，绘制标准曲线。

供试品溶液的制备 A法：取供试品粗粉0.5g，精密称定，置聚四氟乙烯消解罐内，加硝酸3~5ml，混匀，浸泡过夜，盖好内盖，旋紧外套，置适宜的微波消解炉内进行消解（按仪器规定的消解程序操作）。消解完全后，取消解内罐置电热板上，于120℃缓缓加热至红棕色蒸气挥尽，并继续浓缩至2~3ml，放冷，加20%硫酸溶液2ml，5%高锰酸钾溶液0.5ml，摇匀，滴加5%盐酸羟胺溶液至紫红色恰消失，转入10ml量瓶中，用水洗涤容器，洗液合并于量瓶中，并稀释至刻度，摇匀，必要时离心，取上清液，即得。同法同时制备试剂空白溶液。

B法：取供试品粗粉1g，精密称定，置凯氏烧瓶中，加硝酸-高氯酸（4:1）混合溶液5~10ml，混匀，瓶口加一小漏斗，浸泡过夜，置电热板上，于120~140℃加热消解4~8小时（必要时延长消解时间，至消解完全），放冷，加20%硫酸溶液5ml，5%高锰酸钾溶液0.5ml，摇匀，滴加5%盐酸羟胺溶液至紫红色恰消失，转入25ml量瓶中，用水洗涤容器，洗液合并于量瓶中，并稀释至刻度，摇匀，必要时离心，取上清液，即得。同法同时制备试剂空白溶液。

测定法 精密吸取空白溶液与供试品溶液适量，照标准曲线制备项下的方法测定。从标准曲线上读出供试品溶液中汞（Hg）的含量，计算，即得。

（5）铜的测定（火焰法）

测定条件 检测波长为324.7nm，采用空气-乙炔火焰，必要时进行背景校正。

铜标准储备液的制备 精密量取铜单元素标准溶液适量，用2%硝酸溶液稀释，制成每1ml含铜

（Cu）10μg 的溶液，即得（0～5℃贮存）。

标准曲线的制备　分别精密量取铜标准储备液适量，用 2% 硝酸溶液制成每 1ml 分别含铜 0μg、0.05μg、0.2μg、0.4μg、0.6μg、0.8μg 的溶液。依次喷入火焰，测定吸光度，以吸光度为纵坐标，浓度为横坐标，绘制标准曲线。

供试品溶液的制备　同铅测定项下供试品溶液的制备。

测定法　精密吸取空白溶液与供试品溶液适量，照标准曲线的制备项下的方法测定。从标准曲线上读出供试品溶液中铜（Cu）的含量，计算，即得。

2. 电感耦合等离子体质谱法　本法系采用电感耦合等离子体质谱仪测定中药中的铅、砷、镉、汞、铜，所用仪器应符合使用要求（2020 年版《中国药典》通则 0412）。

标准品储备液的制备　分别精密量取铅、砷、镉、汞、铜单元素标准溶液适量，用 10% 硝酸溶液稀释制成每 1ml 分别含铅、砷、镉、汞、铜为 1μg、0.5μg、1μg、1μg、10μg 的溶液，即得。

标准品溶液的制备　精密量取铅、砷、镉、铜标准品储备液适量，用 10% 硝酸溶液稀释制成每 1ml 含铅、砷 0ng、1ng、5ng、10ng、20ng，含镉 0ng、0.5ng、2.5ng、5ng、10ng，含铜 0ng、50ng、100ng、200ng、500ng 的系列浓度混合溶液。另精密量取汞标准品储备液适量，用 10% 硝酸溶液稀释制成每 1ml 分别含汞 0ng、0.2ng、0.5ng、1ng、2ng、5ng 的溶液，本液应临用配制。

内标溶液的制备　精密量取锗、铟、铋单元素标准溶液适量，用水稀释制成每 1ml 各含 1μg 的混合溶液，即得。

供试品溶液的制备　取供试品于 60℃ 干燥 2 小时，粉碎成粗粉，取约 0.5g，精密称定，置耐压耐高温微波消解罐中，加硝酸 5～10ml（如果反应剧烈，放置至反应停止）。密闭并按各微波消解仪的相应要求及一定的消解程序进行消解。消解完全后，消解液冷却至 60℃ 以下，取出消解罐，放冷，将消解液转入 50ml 量瓶中，用少量水洗涤消解罐 3 次，洗液合并于量瓶中，加入金单元素标准溶液（1μg/ml）200μl，用水稀释至刻度，摇匀，即得（如有少量沉淀，必要时可离心分取上清液）。

除不加金单元素标准溶液外，余同法制备试剂空白溶液。

测定法　测定时选取的同位素为 ^{63}Cu、^{75}As、^{114}Cd、^{202}Hg、和 ^{208}Pb，其中 ^{63}Cu、^{75}As 以 ^{72}Ge 作为内标，^{114}Cd 以 ^{115}In 作为内标，^{202}Hg、^{208}Pb 以 ^{209}Bi 作为内标，并根据不同仪器的要求选用适宜校正方程对测定的元素进行校正。

仪器的内标进样管在仪器分析工作过程中始终插入内标溶液中，依次将仪器的样品管插入各个浓度的标准品溶液中进行测定（浓度依次递增），以测量值（3 次读数的平均值）为纵坐标，浓度为横坐标，绘制标准曲线。将仪器的样品管插入供试品溶液中，测定，取 3 次读数的平均值。从标准曲线上计算得相应的浓度。

在同样的分析条件下进行空白试验，根据仪器说明书的要求扣除空白干扰。

四、农药残留量测定法

本方法系用气相色谱法和质谱法测定药材、饮片及制剂中部分农药残留量。参照 2020 年版《中国药典》通则 2341。

五、黄曲霉毒素检测法

1. 第一法　本法系用高效液相色谱法（2020 年版《中国药典》通则 0512）测定药材、饮片及制剂中的黄曲霉毒素（以黄曲霉毒素 B_1、黄曲霉毒素 B_2、黄曲霉毒素 G_1 和黄曲霉毒素 G_2 总量计），除另有规定外，按下列方法测定。

色谱条件与系统适用性试验　以十八烷基硅烷键合硅胶为填充剂；以甲醇－乙腈－水（40∶18∶42）为流动相；采用柱后衍生法检测。①碘衍生法：衍生溶液为 0.05% 的碘溶液（取碘 0.5g，加入甲醇 100ml 使溶解，用水稀释至 1000ml 制成），衍生化泵流速每分钟 0.3ml，衍生化温度 70℃。②光化学衍生法：光化学衍生器（254nm）；以荧光检测器检测，激发波长 λ_{ex} = 360nm（或 365nm），发射波长 λ_{em} = 450nm。两个相邻色谱峰的分离度应大于 1.5。

混合对照品溶液的制备　精密量取黄曲霉毒素混合对照标准品溶液（黄曲霉毒素 B_1、黄曲霉毒素 B_2、黄曲霉毒素 G_1、黄曲霉毒素 G_2 标示浓度分别为 1.0μg/ml、0.3μg/ml、1.0μg/ml、0.3μg/ml）0.5ml，置 10ml 量瓶中，用甲醇稀释至刻度，作为储备液。精密量取储备液 1ml，置 25ml 量瓶中，用甲醇稀释至刻度，即得。

供试品溶液的制备　取供试品粉末约 15g（过二号筛），精密称定，置于均质瓶中，加入氯化钠 3g，精密加入 70% 甲醇溶液 75ml，高速搅拌 2 分钟（搅拌速度大于 11000r/min），离心 5 分钟（离心速度 4000r/min），精密量取上清液 15ml，置 50ml 量瓶中，用水稀释至刻度，摇匀，离心 10 分钟（离心速度 4000r/min），精密量取上清液 20ml，通过免疫亲合柱，流速每分钟 3ml，用水 20ml 洗脱，弃去洗脱液，使空气进入柱子，将水挤出柱子，再用适量甲醇洗脱，收集洗脱液，置 2ml 量瓶中，并用甲醇稀释至刻度，摇匀，用微孔滤膜（0.22μm）滤过，即得。

测定法　分别精密吸取上述混合对照品溶液 5μl、10μl、15μl、20μl、25μl，注入液相色谱仪，测定峰面积，以峰面积为纵坐标，进样量为横坐标，绘制标准曲线。另精密吸取上述供试品溶液 20～50μl，注入液相色谱仪，测定峰面积，从标准曲线上读出供试品中相当于黄曲霉毒素 B_1、黄曲霉毒素 B_2、黄曲霉毒素 G_1、黄曲霉毒素 G_2 的量，计算，即得。

2. 第二法　本法系用高效液相色谱－串联质谱法测定药材、饮片及制剂中的黄曲霉毒素（以黄曲霉毒素 B_1、黄曲霉毒素 B_2、黄曲霉毒素 G_1 和黄曲霉毒素 G_2 总量计），除另有规定外，按下列方法测定。

色谱条件与系统适用性试验　以十八烷基硅烷键合硅胶为填充剂；以 10mmol/L 醋酸铵溶液为流动相 A，以甲醇为流动相 B；柱温 25℃；流速每分钟 0.3ml/min；按附表 2－1 中的规定进行梯度洗脱。

附表 2－1　梯度洗脱表

时间（分钟）	流动相 A（%）	梯流动相 B（%）
0～4.5	65→15	35→85
4.5～6	15→0	85→100
6～6.5	0→65	100→35
6.5～10	65	35

以三重四极杆串联质谱仪作为检测器；电喷雾离子源（ESI），采集模式为正离子模式；各化合物监测离子对和碰撞电压（CE）见附表 2－2。

附表 2－2　黄曲霉素 G_1、G_2、B_1、B_2 对照品的监测离子对、碰撞电压（CE）参考值

编号	中文名	英文名	母离子	子离子	CE（V）	检出限（μg/kg）	定量限（μg/kg）
1	黄曲霉毒素 G_2	AflatoxinG$_2$	331.1 331.1	313.1 245.1	33 40	0.1	0.3
2	黄曲霉毒素 G_1	AflatoxinG$_1$	329.1 329.1	243.1 311.1	35 30	0.1	0.3
3	黄曲霉毒素 B_2	AflatoxinB$_2$	315.1 315.1	259.1 287.1	35 40	0.1	0.3
4	黄曲霉毒素 B_1	AflatoxinB$_1$	313.1 313.1	241.0 285.1	50 40	0.1	0.3

系列混合照品溶液的制备 精密量取黄曲霉毒素混合对照品溶液（黄曲霉毒素 B_1、黄曲霉毒素 B_2、黄曲霉毒素 G_1、黄曲霉毒素 G_2 的标示浓度分别为 $1.0\mu g/ml$、$0.3\mu g/ml$、$1.0\mu g/ml$、$0.3\mu g/ml$）适量，用 70% 甲醇稀释成含黄曲霉毒素 B_2、G_2 浓度为 $0.04\sim3ng/ml$，含黄曲霉毒素 B_1、G_1 浓度为 $0.12\sim10ng/ml$ 的系列对照品溶液，即得（必要时可根据样品实际情况，制备系列基质对照品溶液）。

供试品溶液的制备 同第一法。

测定法 精密吸取上述系列对照品溶液各 $5\mu l$，注入高效液相色谱 – 质谱仪，测定峰面积，以峰面积为纵坐标，进样浓度为横坐标，绘制标准曲线。另精密吸取上述供试品溶液 $5\mu l$，注入高效液相色谱 – 质谱仪，测定峰面积，从标准曲线上读出供试品中相当于黄曲霉毒素 B_1、黄曲霉毒素 B_2、黄曲霉毒素 G_1、黄曲霉毒素 G_2 的浓度，计算，即得。

【附注】

（1）本实验应有相应的安全、防护措施，并不得污染环境。

（2）残留有黄曲霉毒素的废液或废渣的玻璃器皿，应置于专用贮存容器（装有 10% 次氯酸钠溶液）内，浸泡 24 小时以上，再用清水将玻璃器皿冲洗干净。

（3）当测定结果超出限度时，采用第二法进行确认。

六、二氧化硫残留量测定法

本法系用酸碱滴定法、气相色谱法、离子色谱法分别作为第一法、第二法、第三法测定经硫黄熏蒸处理过的药材或饮片中二氧化硫的残留量。可根据具体品种情况选择适宜方法进行二氧化硫残留量测定。

1. 第一法（酸碱滴定法） 本方法系将中药材以水蒸气蒸馏法进行处理，样品中的亚硫酸盐系列物质加酸处理后转化为二氧化硫后，随氮气流带入到含有双氧水的吸收瓶中，双氧水将其氧化为硫酸根离子，采用酸碱滴定法测定，计算药材及饮片中的二氧化硫残留量。

仪器装置 如附图 2 – 3。A 为 1000ml 两颈圆底烧瓶；B 为竖式回流冷凝管；C 为（带刻度）分液漏斗；D 为连接氮气流入口；E 为二氧化硫气体导出口。另配磁力搅拌器、电热套、氮气源及气体流量计。

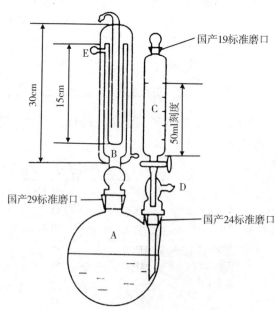

附图 2 – 3 酸碱滴定法蒸馏仪器装置

测定法　取药材或饮片细粉约10g（如二氧化硫残留量较高，超过1000mg/kg，可适当减少取样量，但应不少于5g），精密称定，置两颈圆底烧瓶中，加水300~400ml。打回流冷凝管开关给水，将冷凝管的上端E口处连接一橡胶导气管置于100ml锥形瓶底部。锥形瓶内加入3%过氧化氢溶液50ml作为吸收液（橡胶导气管的末端应在吸收液液面以下）。使用前，在吸收液中加入3滴甲基红乙醇溶液指示剂（2.5mg/ml），并用0.01mol/L氢氧化钠滴定液滴定至黄色（即终点；如果超过终点，则舍弃该吸收溶液）。开通氮气，使用流量计调节气体流量至约0.2L/min；打开分液漏斗C的活塞，使盐酸溶液（6mol/L）10ml流入蒸馏瓶，立即加热两颈烧瓶内的溶液至沸，并保持微沸。烧瓶内的水沸腾1.5小时后，停止加热。吸收液放冷后，置于磁力搅拌器上不断搅拌，用氢氧化钠溶液（0.01mol/L）滴定，至黄色持续时间20秒不褪，并将滴定的结果用空白实验校正。

照下式计算：

$$供试品中二氧化硫残留量（\mu g/g）= \frac{(A-B)\times C \times 0.032 \times 1000}{W}\times 1000$$

式中，A为供试品溶液消耗氢氧化钠滴定液的体积，ml；B为空白消耗氢氧化钠滴定液的体积，ml；C为氢氧化钠滴定液摩尔浓度，mol/L；0.032为1ml氢氧化钠滴定液（1mol/L）相当的二氧化硫的质量，g；W为供试品的重量，g。

2. 第二法（气相色谱法）　本法系用气相色谱法（2020年版《中国药典》通则0521）测定药材及饮片中的二氧化硫残留量。

色谱条件与系统适用性试验　采用GS-GasPro键合硅胶多孔层开口管色谱柱（如GS-GasPro，柱长30m，柱内径0.32mm）或等效柱，热导检测器，检测器温度为250℃。程序升温：初始50℃，保持2分钟，以每分钟20℃升至200℃，保持2分钟。进样口温度为200℃，载气为氦气，流速为每分钟2.0ml。顶空进样，采用气密针模式（气密针温度为105℃）的顶空进样，顶空瓶的平衡温度为80℃，平衡时间均为10分钟。系统适用性试验应符合气相色谱法要求。

对照品溶液的制备　精密称取亚硫酸钠对照品500mg，置10ml量瓶中，加入含0.5%甘露醇和0.1%乙二胺四乙酸二钠的混合溶液溶解，并稀释至刻度，摇匀，制成每1ml含亚硫酸钠50.0mg的对照品储备溶液。分别精密量取对照品储备液0.1ml、0.2ml、0.4ml、1ml、2ml，置10ml量瓶中，用含0.5%甘露醇和0.1%乙二胺四乙酸二钠的溶液分别稀释成每1ml含亚硫酸钠0.5mg、1mg、2mg、5mg、10mg的对照品溶液。

分别准确称取1g氯化钠和1g固体石蜡（熔点52~56℃）于20ml顶空进样瓶中，精密加入2mol/L盐酸溶液2ml，将顶空瓶置于60℃水浴中，待固体石蜡全部溶解后取出，放冷至室温使固体石蜡凝固密封于酸液层之上（必要时用空气吹去瓶壁上冷凝的酸雾）；分别精密量取上述0.5mg/ml、1mg/ml、2mg/ml、5mg/ml、10mg/ml的对照品溶液各100μl置于石蜡层上方，密封，即得。

供试品溶液的制备　分别准确称取1g氯化钠和1g固体石蜡（熔点52~56℃）于20ml顶空进样瓶中，精密加入2mol/L盐酸溶液2ml，将顶空瓶置于60℃水浴中，待固体石蜡全部溶解后取出，放冷至室温使固体石蜡重新凝固，取样品细粉约0.2g，精密称定，置于石蜡层上方，加入含0.5%甘露醇和0.1%乙二胺四乙酸二钠的混合溶液100μl，密封，即得。

测定法　分别精密吸取经平衡后的对照品和供试品溶液顶空瓶气体1ml，注入气相色谱仪，记录色谱图。按外标工作曲线法定量，计算样品中亚硫酸根含量，测得结果乘以0.5079，即为二氧化硫含量。

3. 第三法（离子色谱法）　本方法将中药材以水蒸气蒸馏法进行处理，样品中的亚硫酸盐系列物质加酸处理后转化为二氧化硫，随水蒸气蒸馏，并被双氧水吸收、氧化为硫酸根离子后，采用离子色谱法（2020年版《中国药典》通则0513）检测，并计算药材及饮片中的二氧化硫残留量。

仪器装置　离子色谱法水蒸气蒸馏装置如附图2-4。蒸馏部分装置需订做，另配电热套。

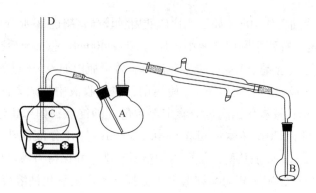

附图 2-4　离子色谱法水蒸气蒸馏装置

A 为两颈烧瓶；B 为接收瓶；C 为圆底烧瓶；D 为直形长玻璃管

色谱条件与系统适用性试验　采用离子色谱法。色谱柱采用以烷醇季铵为功能基的乙基乙烯基苯 - 二乙烯基苯聚合物树脂作为填料的阴离子交换柱（如 AS 11 - HC，250mm × 4mm）或等效柱，保护柱使用相同填料的阴离子交换柱（如 AG 11 - HC，50mm × 4mm），洗脱液为 20mmol/L 氢氧化钾溶液（由自动洗脱液发生器产生）；若无自动洗脱液发生器，洗脱液采用终浓度为 3.2mmol/L Na_2CO_3，1.0mmol/L NaHCO$_3$ 的混合溶液；流速为 1ml/min，柱温为 30℃。阴离子抑制器和电导检测器。系统适用性试验应符合离子色谱法要求。

对照品溶液的制备　取硫酸根标准溶液，加水制成每 1ml 分别含硫酸根 1μg/ml、5μg/ml、20μg/ml、50μg/ml、100μg/ml、200μg/ml 的溶液，各进样 10μl，绘制标准曲线。

供试品溶液的制备　取供试品粗粉 5～10g（不少于 5g），精密称定，置瓶 A（两颈烧瓶）中，加水 50ml，振摇，使分散均匀，接通水蒸气蒸馏瓶 C。吸收瓶 B（100ml 纳氏比色管或量瓶）中加入 3% 过氧化氢溶液 20ml 作为吸收液，吸收管下端插入吸收液液面以下。A 瓶中沿瓶壁加入 5ml 盐酸，迅速密塞，开始蒸馏，保持 C 瓶沸腾并调整蒸馏火力，使吸收管端的馏出液的流出速率约为 2ml/min。蒸馏至瓶 B 中溶液总体积约为 95ml（时间 30～40 分钟），用水洗涤尾接管并将其转移至吸收瓶中，并稀释至刻度，摇匀，放置 1 小时后，以微孔滤膜滤过，即得。

测定法　分别精密吸取相应的对照品溶液和供试品溶液各 10μl，进样，测定，计算样品中硫酸根含量，按照（$SO_2/SO_4^{2-} = 0.6669$）计算样品中二氧化硫的含量。

附录三　常用中药鉴定名词术语

（按笔画数排序）

二杠　花鹿茸的锯茸具 1 个分枝者习称"二杠"。

三岔　花鹿茸的锯茸具 2 个分枝者或是马鹿茸侧枝 3 个者习称"三岔"。

大挺　花鹿茸的锯茸主枝习称"大挺"。

子芩　黄芩新根称"子芩"或"条芩"。

子实体　是真菌（多是高等真菌）在生殖时期，形成一定形状和结构，能产生孢子的菌丝体结构，如灵芝。

子座　是指容纳子实体的褥座，是从营养阶段到繁殖阶段的一种过渡的菌丝组织体。

马牙嘴　炉贝药材外层鳞叶 2 瓣，大小相近，顶部开裂而略尖，开口称"马牙嘴"。

马头、蛇尾、瓦楞身　线纹海马呈扁长形而弯曲。表面黄白色。头略似马头，头顶有冠状突起，具管状长吻，口小，无牙，两眼深陷。躯干部七棱形；尾部四棱形，渐细卷曲，体上有瓦楞形节纹并具短棘，习称"马头、蛇尾、瓦楞身"。

中柱鞘纤维　指有些植物的初生维管束之外的环状和帽状的纤维束。

中药指纹图谱　是指中药原料药材、饮片、半成品或成品等经过适当处理，采用一定的分析手段，得到的能够标示其特征的共有峰的图谱。

乌金衣　天然牛黄药材表面黄红色至棕黄色，有的表面挂有一层黑色光亮的薄膜，习称"乌金衣"。

乌鸦头　草乌块根干燥后枯瘦有棱，一端渐尖，形似乌鸦头喙。

云头　指白术药材根下部两侧膨大，形似如意头，称"云头"。

云锦花纹　何首乌药材断面皮部有 4~11 个类圆形异型维管束环列，形成云锦状花纹，习称"云锦花纹"。

内涵韧皮部　又称木间韧皮部，是指在次生木质部中包埋有次生韧皮部，如茄科华山参等。

凤眼圈　防风药材断面皮部浅棕色，木部浅黄色，成凤眼状，习称"凤眼圈"。

分体中柱　蕨类植物根茎中一般具网状中柱，由断续环状排列的周韧型维管束组成，每一维管束外围有内皮层，网状中柱的单个维管束又称分体中柱，如绵马贯众等。

方胜纹　蕲蛇背部两侧各有黑褐色与浅棕色组成的"V"形斑纹 17~25 个，其"V"形的两上端在背中线上相接，有的左右不相接，呈交错排列，习称"方胜纹"。

木间木栓　又称内涵周皮，是在次生木质部内形成木栓带。通常是由次生木质部的薄壁组织细胞栓化形成，如黄芩老根中央的木栓环。

毛山药　冬季薯蓣茎叶枯萎后采挖，切去根头，洗净，除去外皮及须根，干燥，习称"毛山药"。

毛壳麝香　野麝多在冬季至次春猎取，捕获后，立即割取香囊，阴干，习称"毛壳麝香"。

毛货　三七主根晒至半干时进行揉搓，边晒边搓，直至全干，称为"毛货"。

气孔指数　是指单位面积表皮内气孔数所占表皮细胞数（包括气孔）的百分比。

气调养护　调节库内的气体成分，充氮或二氧化碳而降氧，在短时间内，使库内充满 98% 以上的氮气或二氧化碳，而氧气留存不到 2%，致使害虫缺氧窒息而死，达到很好的杀虫灭菌效果。

水试　利用药材在水中或遇水发生沉浮、溶解、颜色变化及透明度、膨胀性、旋转性、黏性、酸碱性变化等特殊现象进行药材鉴别的一种方法。

火试　有些药材用火烧之，能产生特殊的气味、颜色、烟雾、闪光和响声等现象，作为鉴别手段之一。

车轮纹　防己药材断面平坦，灰白色，富粉性，有排列稀疏的放射状纹理，习称"车轮纹"。

冬七　三七一般种植 4 年收获，11 月种子成熟后收获的称"冬七"，根较松泡，质较次。

冬麻　清明前后天麻未出新芽前采集者为"冬麻"。

发汗　有些药材在加工过程中用微火烘至半干或微煮、蒸后，堆置起来发热，使其内部水分外溢，变软，变色，增加香味或减少刺激性，有利于干燥，这种方法习称"发汗"。如厚朴、杜仲、玄参、续断等。

外色　由混入的有色物质污染等原因形成的颜色，与矿物本身的成分和构造无关。外色的深浅，除与带色杂质的量有关外，还与分散的程度有关，如紫石英、大青盐等。

本色　矿物的成分和内部构造所决定的颜色（矿物中含有色离子），如朱红色的辰砂。

玉带束腰、腰箍　特指山慈菇假球茎中部具 2~3 条微突起的环节，形如腰间玉带而得名。又因形似腰鼓上的箍，也称"腰箍"。

生理灰分（总灰分）　将中药粉碎、加热、高温灼烧至灰化，则细胞组织及其内含物灰烬成为灰分而残留，由此所得的灰分称为生理灰分或总灰分。

白颈 指地龙药材表面似戒指状灰白光亮的生殖环带。

芋 人参药材细长横伸的不定根习称"芋"。

企边桂 剥取十年生以上肉桂树的干皮，两端削成斜面，突出桂心，夹在木制的凸凹板内，晒干，压成两侧内卷的浅槽状。

光山药 选择肥大顺直的干燥山药，置清水中，浸至无干心，闷透，切齐两端，用木板搓成圆柱状，晒干，打光，习称"光山药"。

光泽 矿物表面对于投射光线的反射能力称为光泽。

光辉带 是指某些种子的种皮栅状细胞层的外缘处可见 1~2 条折光率较强的亮带，如牵牛子、菟丝子等。

合把 羚羊角除顶端部分外，有 10~16 个隆起的环脊，间距约 2cm，用手握之，四指正好嵌入凹处，习称"合把"。

后生皮层 由皮层的外部细胞木栓化起保护作用，称为"后生皮层"，如川乌等。

后生表皮 表皮死亡脱落后，外皮层细胞的细胞壁增厚并栓化，起保护作用，称为"后生表皮"，如细辛等。

吐丝 菟丝子用开水浸泡，表面有黏性，加热煮至种皮破裂时露出白色卷旋状的胚，形如吐丝。

异面叶 叶片仅上表皮下方有栅栏组织的叶称为异面叶或两面叶，如枇杷叶、薄荷叶等。

当门子 麝香仁中呈不规则圆球形或颗粒状者习称"当门子"。

扫帚头 药材根头部残留的叶鞘纤维毛状物，习称"扫帚头"，如前胡、南柴胡。

朱砂点 双子叶植物根或根茎药材断面黄白色或灰白色，散有多数橙黄色或棕红色油点，习称"朱砂点"，如苍术等。

次生皮层 有的栓内层比较发达，又名"次生皮层"。

老角片 花鹿茸下部的切片习称"老角片"，中间有蜂窝状细孔，质坚脆。

自燃 富含油脂的药材，层层堆置重压，在夏天，中央产生的热量散不出，局部温度增高，先焦化至燃烧，如柏子仁、紫苏子、海金沙等；有的药材因吸湿回潮或水分含量过高，大量成垛堆置，产生的内热扩散不出，使中央局部高热炭化而自燃，如菊花、红花等。

血片（蜡片） 鹿茸尖部切片习称"血片""蜡片"。

观音坐莲 松贝及青贝药材圆整而均匀，底部平，微凹入，置桌面上不倒，形似观音坐莲台，习称"观音坐莲"。

过桥 黄连药材有的节间表面平滑如茎秆，习称"过桥"。

佛指甲 蕲蛇尾部骤细，末端有三角形深灰色的角质鳞片 1 枚，习称"佛指甲"。

岗纹 指泽泻块茎表面不规则的横向隆起的环纹，是由节和细小突起的须根痕形成。

怀中抱月 松贝药材外层鳞叶 2 瓣，大小悬殊，大瓣紧抱小瓣，未抱部分呈新月形，习称"怀中抱月"。

条痕色 矿物在白色毛瓷板上划过后所留下的粉末痕迹称条痕，粉末的颜色称为条痕色。

肚脐眼 天麻药材一端有自母麻脱落后的圆脐形疤痕，习称"肚脐眼"。

芦头 根类药材的顶端有时带有根茎或茎基，根茎俗称"芦头"，上有茎痕，俗称"芦碗"，如人参等。

走油 又称"泛油"。是指某些药材的油质泛出药材表面，或因药材受潮、变色、变质后表面泛出油样物质。

连三朵 款冬花单生或 2~3 个基部花序连在一起，习称"连三朵"。

连珠斑 蕲蛇腹部灰白色，鳞片较大，有黑色类圆形的斑点，习称"连珠斑"。

钉头 赭石一面多有圆形乳头状的突起，习称"钉头"。

钉角 生川乌药材顶端周围有锥状隆起的支根，习称"钉角"。

间隙腺毛 有的腺毛位于细胞间隙中，称为间隙腺毛，如广藿香、绵马贯众。

鸡爪黄连 味连根茎多簇状分枝，弯曲互抱，形似鸡爪状，习称"鸡爪黄连"。

鸡肠朴 厚朴根皮（根朴）呈单筒状或不规则块片；有的弯曲似鸡肠，习称"鸡肠朴"。

鸡眼 指根茎类药材地上茎倒苗脱落之后留下的圆形疤痕，形似鸡眼，如黄精、玉竹。

单门 马鹿茸侧枝 1 个者习称"单门"。

性状鉴定 通过眼观、手摸、鼻闻、口尝、水试、火试等十分简便的鉴定方法，来鉴别药材的外观性状。

板桂 剥取肉桂老年树最下部近地面的干皮，夹在木制的桂夹内，晒至九成干时取出，经纵横堆叠，加压约 1 个月至完全干燥，成扁平板状。

油头 川木香根头偶有黑色发黏的胶状物，习称"油头"。

玫瑰心 指麻黄断面具纤维性，髓部为红棕色。

罗盘纹 商陆药材切面呈浅黄棕色或黄白色，木部隆起，形成数个突起的同心性环轮，习称"罗盘纹"。

虎皮斑 炉贝药材表面类白色或浅棕黄色，有的具棕色斑点，习称"虎皮斑"。

金井玉栏 药材横断面皮部黄白色，木部淡黄色，如板蓝根、桔梗等。

金包头 知母药材顶端有浅黄色的叶痕及茎基，习称"金包头"。

冒槽 取毛壳麝香，用特制槽针从囊孔插入，转动槽针，撮取麝香仁，立即检视，槽内的麝香仁应有逐渐膨胀高出槽面的现象，习称"冒槽"。

剑脊 乌梢蛇药材脊部高耸成屋脊状，俗称"剑脊"。

挂甲 取牛黄少量，加清水调和后涂于指甲上，能将指甲染成黄色，习称"挂甲"。

星点 指大黄药材根茎髓部环列或散在的异型维管束。

春七 三七一般种植 4 年收获，8~9 月收获的称"春七"，根饱满，质佳。

春麻 天麻出新芽后采集者为"春麻"。

显微化学反应 是将中药粉末、切片或浸出液，置于载玻片上，滴加某些化学试剂使产生沉淀、结晶或特殊颜色，在显微镜下观察进行鉴定的一种方法。

显微鉴定 利用显微技术对中药进行显微分析以确定其品种和质量的一种鉴定方法。

枯芩 黄芩老根中间呈暗棕色或棕黑色，枯朽状或已成空洞者称为"枯芩"。

栅表比 1 个表皮细胞下栅栏细胞的平均数目称为"栅表比"。

狮子盘头 党参根头部有多数疣状突起的茎痕及芽，每个茎痕的顶端呈凹下圆点状，习称"狮子盘头"。

珍珠点 全须生晒参须根上具细小的疣状突起，习称"珍珠点"。

珍珠结构环 珍珠磨片可见粗细 2 种类型的同心环状层纹，粗层纹较明显，连续成环，层间距离在 60~500μm 之间，称为"珍珠结构环"。

珍珠虹光环 珍珠磨片置显微镜暗视野下观察，可见珍珠特有的彩虹般光彩环，又称"彩光"或"珍珠虹光环"。

珍珠盘 银柴胡药材根头部略膨大，有密集的呈疣状突起的芽苞、茎或根茎的残基，习称"珍珠盘"。

相对密度 系指在温度4℃时矿物与同体积水的重量比。各种矿物的相对密度在一定条件下为一常数。如石膏为2.3，朱砂为8.1~8.2等。

砂眼 银柴胡药材表面多具孔穴状或盘状凹陷，习称"砂眼"，从砂眼处折断可见棕色裂隙中有细砂散出。

绒根 三七须根习称"绒根"。

脉岛数 是指每平方毫米面积中脉岛（最微细叶脉所包围的叶肉单位）的数目。

骨塞 羚羊角基部横截面类圆形，直径3~4cm，内有坚硬质重的角柱，习称"骨塞"。

根状菌索 是指密结成绳索状，外形似根的菌丝组织体。

桂碎 为肉桂加工过程中的碎块。

桂通 剥取栽培5~6年生的幼树干皮和粗枝皮，晒1~2天后，自然卷曲成筒状，阴干。

粉甘草 将甘草外面红棕色栓皮刮去者，称"粉甘草"。

莲花 马鹿茸侧枝2个者习称"莲花"。

起霜 药材面暴露稍久，常可析出白色细针状结晶，习称"起霜"，如苍术。

脆性 当矿物受到锤击时，其边缘不呈扁平状而破碎成粉末状的的性质，称为脆性。

透明度 矿物透光能力的大小称为透明度。

通天眼 羚羊角除去"骨塞"后，角的下半部呈空筒状，全角呈半透明，对光透视，上半段中央有一条隐约可辨的细孔道直通角尖，习称"通天眼"。

通道细胞 有的内皮层细胞壁全部增厚木化，少数不增厚的内皮层细胞称"通道细胞"，如麦冬。

铁线纹 指山参紧密而深陷的环状横纹。

假色 某些矿物中，有时可见变彩现象，这是由于透射光受晶体内部裂缝、解理面及表面的氧化膜的反射所引起光波的干涉作用而产生的颜色，如云母。

剪口 三七根茎习称"剪口"。

断口 矿物受力后不是沿一定的结晶方向断裂，断裂面是不规则和不平整的，这种断裂称为断口。

猪大肠 防己药材表面呈淡灰黄色，在弯曲处常有深陷横沟而呈结节状瘤块样，形似猪大肠。

理化鉴定 利用物理的、化学的或仪器分析方法，鉴定中药的真实性、纯度和品质优劣程度的一种鉴定方法。

菊花心 指根或根茎类药材的横切面的中心具有维管束与较窄的射线相间排列成细密的放射状纹理，形似开放的菊花，如甘草、黄芪等。

菌核 是菌丝密结成的颜色深、质地坚硬的核状体，是菌丝抵抗外界不良环境的休眠体，当条件良好时能萌发产生子实体，如茯苓、猪苓。

蚯蚓头 防风药材根头部有明显密集的环纹，习称"蚯蚓头"。

弹性 指片状矿物受到外力能弯曲而不断裂，外力解除后，不能恢复原状的性质。**蛋黄片** 花鹿茸中上部的切片习称"蛋黄片"，切面黄白色或粉白色，中间有极小的蜂窝状细孔。

铜皮铁骨 三七主根表面灰褐色或灰黄色，有皮孔和纵皱纹，顶端有茎痕，周围有瘤状突起，体重质坚实。

银皮 毛壳麝香脱落的内层皮膜，习称"银皮"。

嵌晶纤维 纤维次生壁外层嵌有一些细小的草酸钙方晶和砂晶，如麻黄茎的纤维嵌有细小的砂晶。

晶鞘纤维 由纤维束和含有晶体的薄壁细胞所组成的复合体称晶鞘纤维。这些薄壁细胞中有的含有方晶，如甘草、黄柏、葛根等；有的含有簇晶，如石竹、瞿麦等；有的含有石膏结晶，如柽柳等。

硬度　矿物抵抗某种外来机械作用的能力称为硬度。

等面叶　叶片上、下表皮细胞内方均有栅栏组织，或栅栏组织与海绵组织分化不明显的叶称为等面叶，如罗布麻叶、桉叶、番泻叶等。

筋条　三七支根习称"筋条"。

筋脉点　指牛膝中心维管束外围散有的多数点状异常维管束，排列成 2～4 轮。

筒朴　厚朴干皮呈卷筒状或双卷筒状，习称"筒朴"。

翘鼻头　蕲蛇头呈三角形扁平，吻端向上，习称"翘鼻头"。

微量升华　是利用中药中所含的某些化学成分，在一定温度下能升华的性质，获得升华物，在显微镜下观察其结晶形状、颜色及化学反应作为鉴别特征。

腺鳞　在薄荷等唇形科植物叶片上有一种无柄或短柄的腺毛，其头部常由 8 个或 6～7 个细胞组成，略呈扁球形，排列在同一平面上，称为腺鳞。

解理　矿物受力后沿一定结晶方向裂开成光滑平面的性能称为解理，所裂成的平面称为解理面。

错入组织　有少数种子的种皮内层和外胚乳的折合层不规则地伸入于内胚乳中形成错入组织，如槟榔；或外胚乳伸入内胚乳中而形成错入组织，如肉豆蔻。

锦纹　大黄药材除尽外皮者表面黄棕色至红棕色，有时可见类白色网状纹理，习称"锦纹"。

靴筒朴　厚朴近根部的干皮一端展开如喇叭口，习称"靴筒朴"。

酸不溶性灰分　总灰分加稀盐酸溶解，过滤，滤渣炽灼后的残渣为酸不溶性灰分。

蝴蝶片　川芎药材根茎纵切片呈不整齐的片状，形似蝴蝶，习称"蝴蝶片"。

鹦哥嘴（红小辫）　天麻药材顶端有红棕色至深棕色干枯芽孢，习称"鹦哥嘴"或"红小辫"。

膨胀度　指按干燥品计算，每 1g 药品在水或其他规定的溶剂中，在一定的时间与温度条件下膨胀后所占的体积（ml）。

麝香仁　剖开麝香香囊，除去囊壳，其囊中分泌物，习称"麝香仁"。

镶嵌细胞　有的内果皮细胞以 5～8 个狭长的薄壁细胞互相并列为一群，各群以斜角联合呈镶嵌状，称为"镶嵌细胞"，如伞形科双悬果。

附录四　部分中药材（饮片）性状特征图

一、根及根茎类中药（80 种）

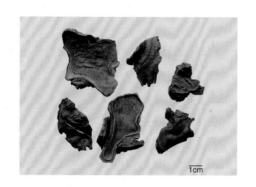

狗脊

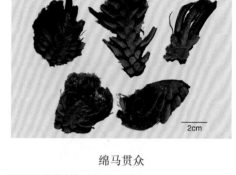

绵马贯众

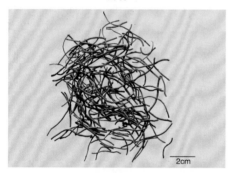

细辛

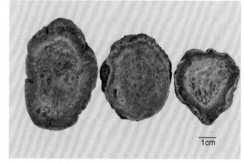

大黄

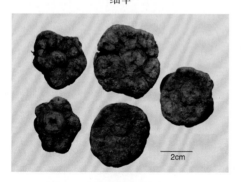

何首乌

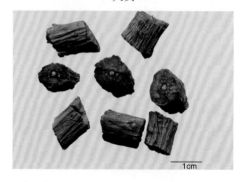

牛膝

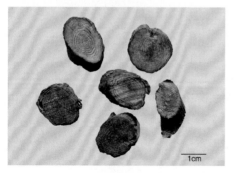

川牛膝

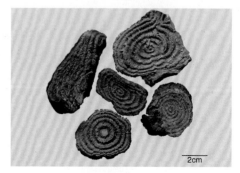

商陆

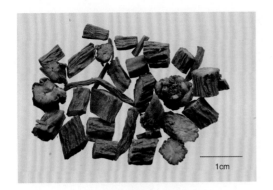

银柴胡

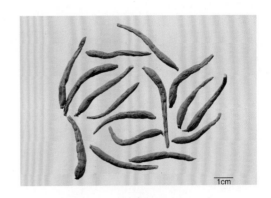

太子参

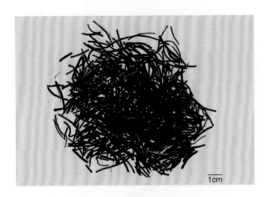

威灵仙

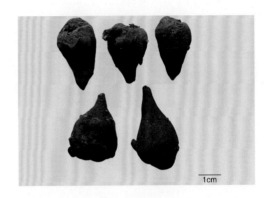

川乌

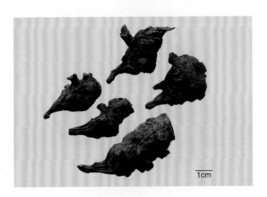

草乌

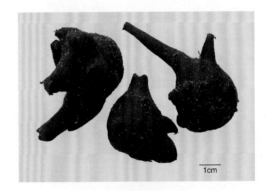

盐附子

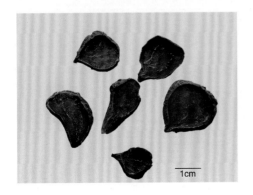

黑顺片

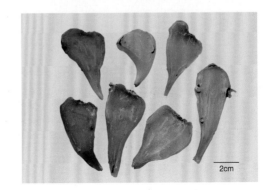

白附片

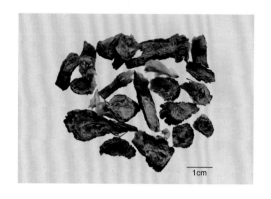

白头翁

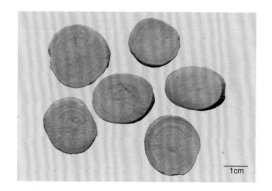

白芍

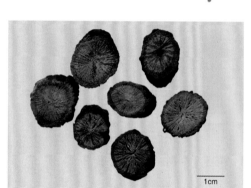

赤芍

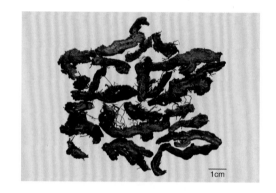

黄连

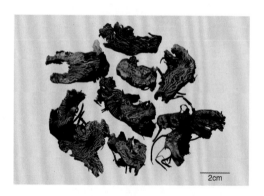

升麻

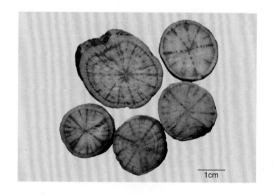

防己

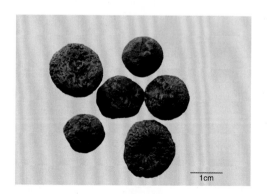

延胡索

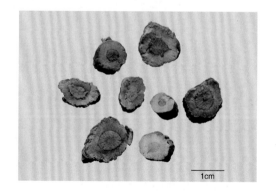

板蓝根

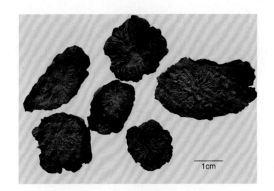

地榆

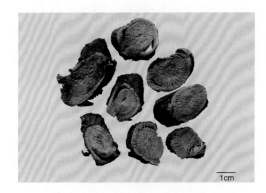

苦参

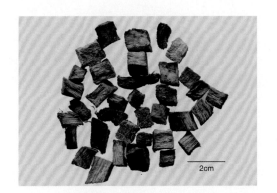

葛根

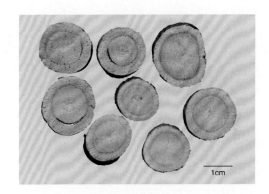

甘草

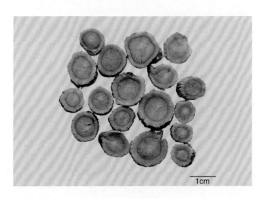

黄芪

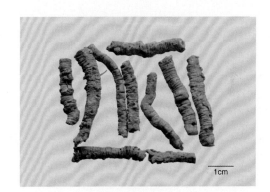

远志

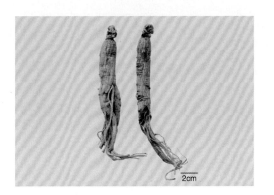

人参

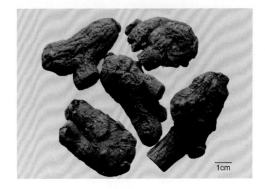

西洋参

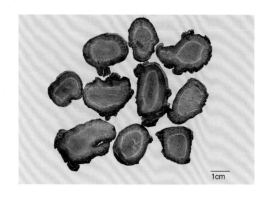

三七

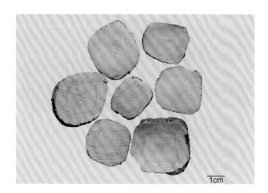

白芷

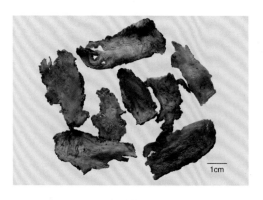

当归

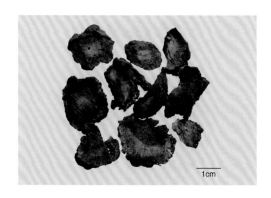

独活

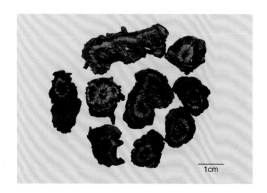

羌活

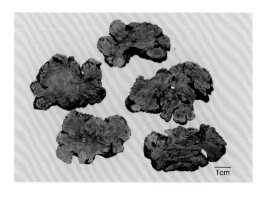

川芎

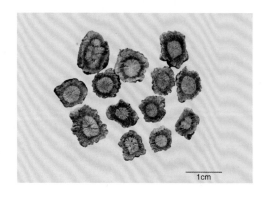

防风

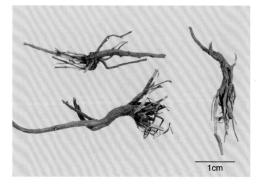

柴胡

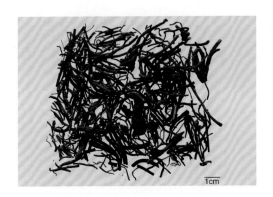

龙胆

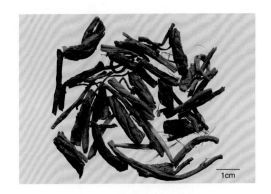

秦艽

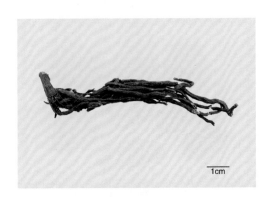

丹参

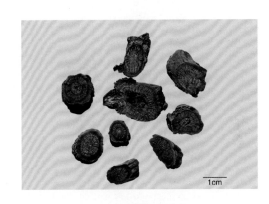

黄芩

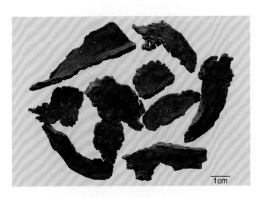

玄参

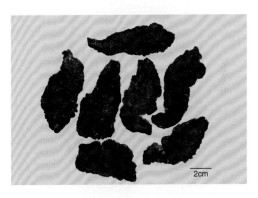

地黄

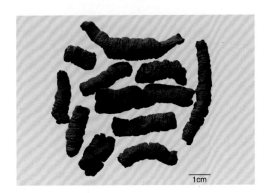

巴戟天

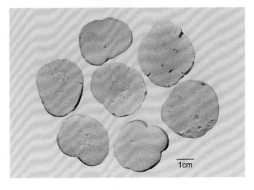

天花粉

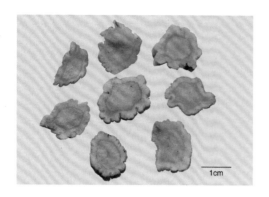

桔梗

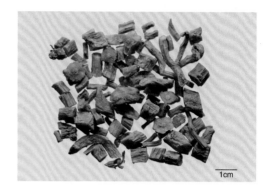

党参

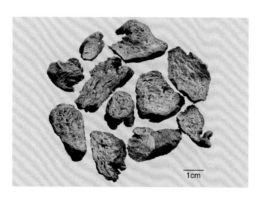

南沙参

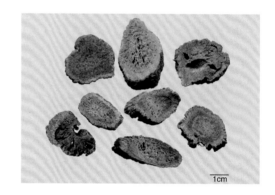

木香

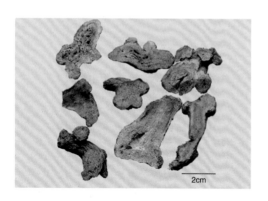

白术

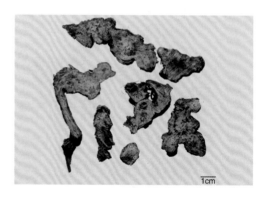

苍术

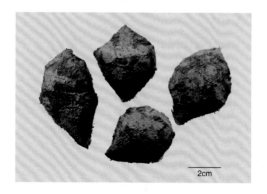

三棱

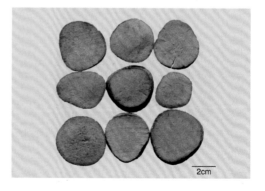

泽泻

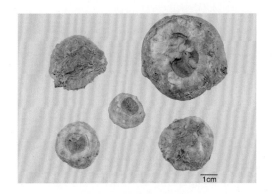

天南星

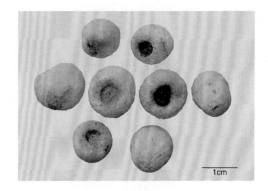

半夏

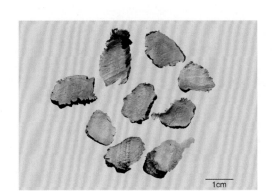

石菖蒲

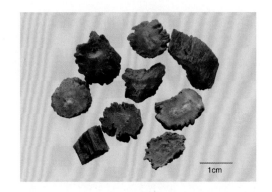

百部

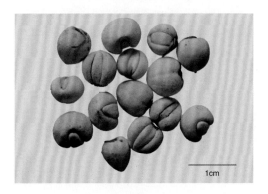

川贝母

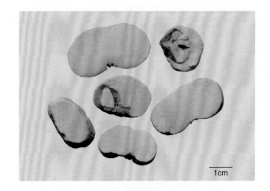

浙贝母

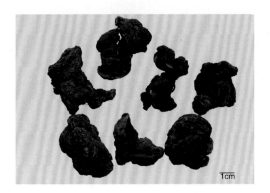

黄精

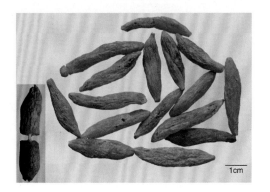

麦冬

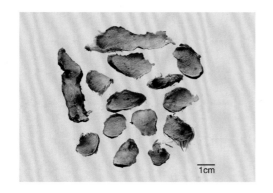

知母

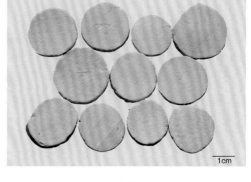

山药

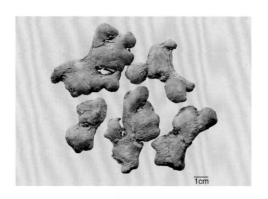

干姜

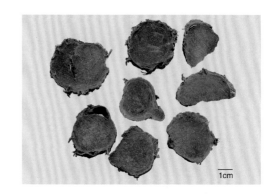

莪术

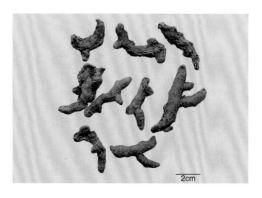

姜黄

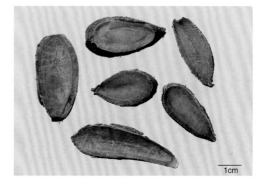

郁金

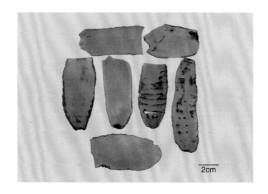

天麻

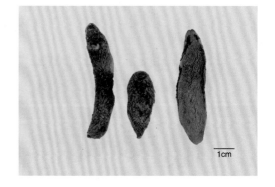

骨碎补

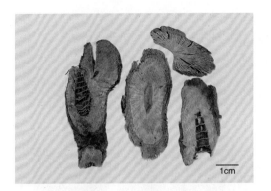

虎杖

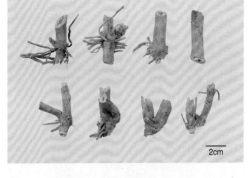

白前

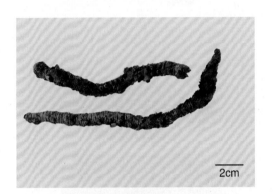

胡黄连

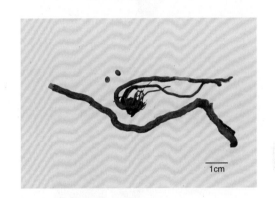

茜草

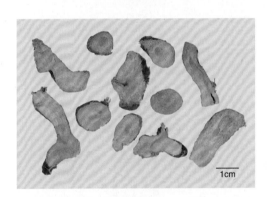

高良姜

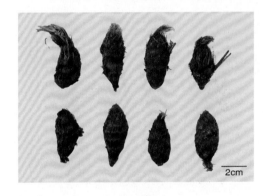

香附

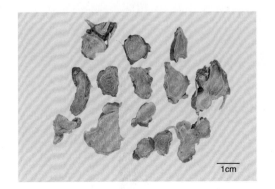

射干

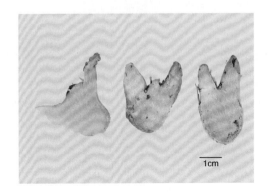

白及

二、茎木类中药（8 种）

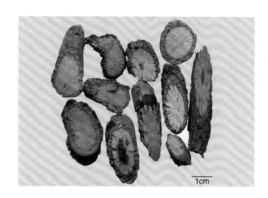

木通

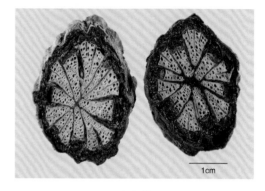

大血藤

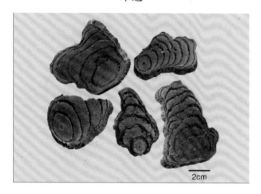

鸡血藤

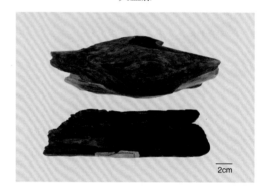

沉香

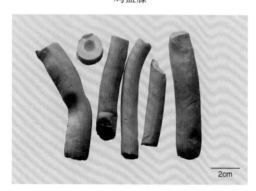

通草

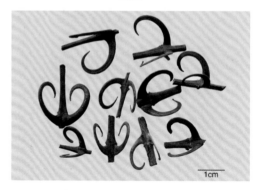

钩藤

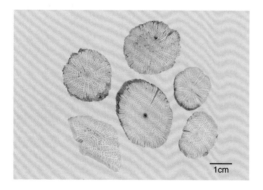

川木通

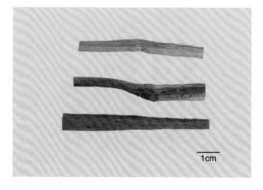

苏木

三、皮类中药（10 种）

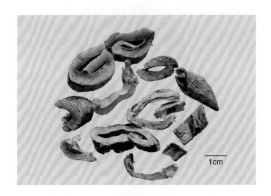

桑白皮

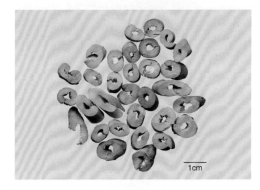

牡丹皮

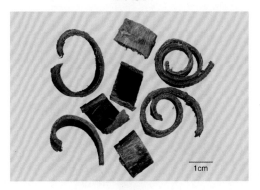

厚朴

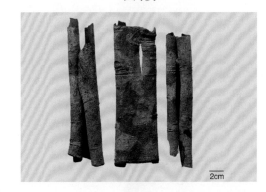

肉桂

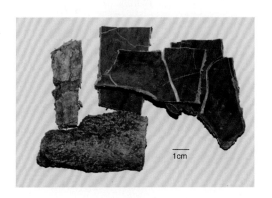

杜仲

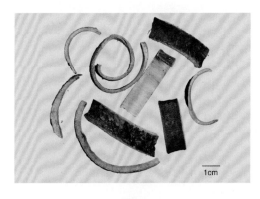

黄柏

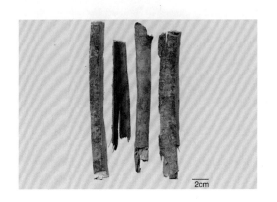

秦皮

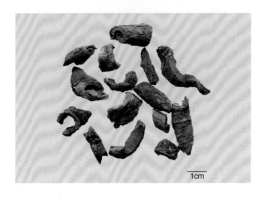

香加皮

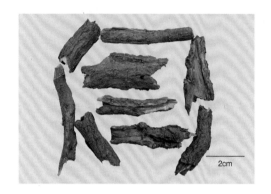

地骨皮

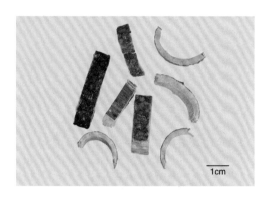

合欢皮

四、叶类中药（6种）

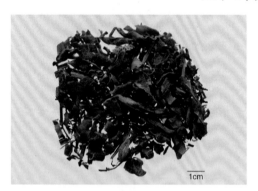

石韦

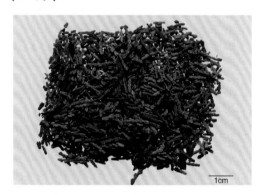

侧柏叶

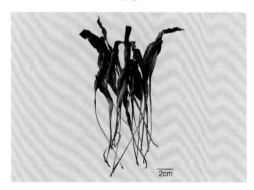

大青叶

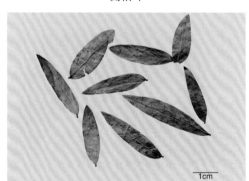

番泻叶

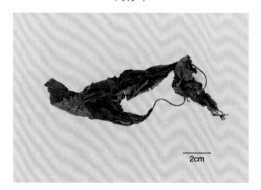

紫苏叶

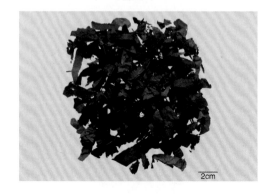

淫羊藿

五、花类中药（8 种）

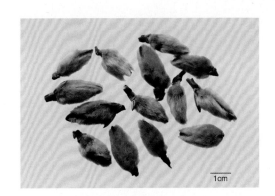

辛夷

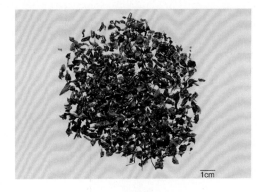

槐花

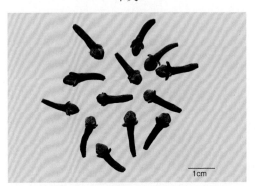

丁香

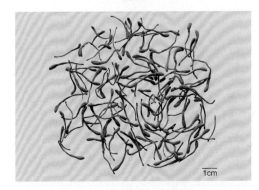

金银花

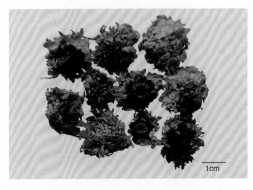

菊花

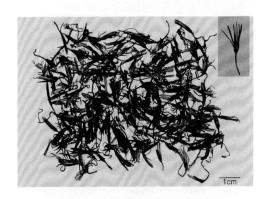

红花

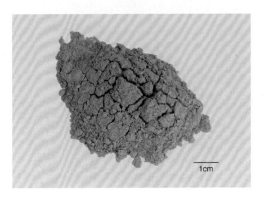

蒲黄

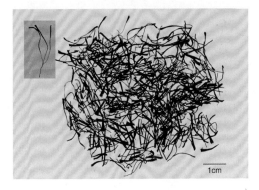

西红花

六、果实及种子类中药（28 种）

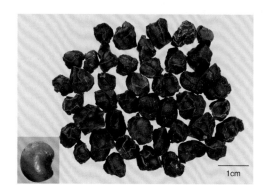

五味子

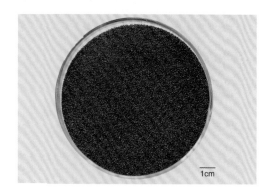

葶苈子

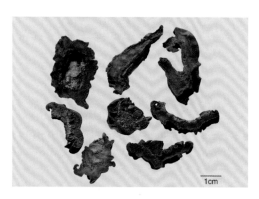

木瓜

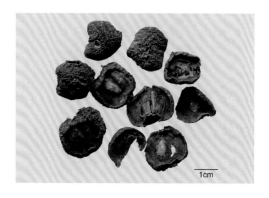

山楂

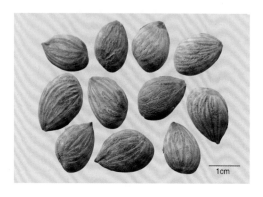

苦杏仁

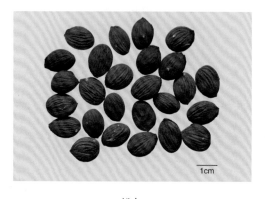

桃仁

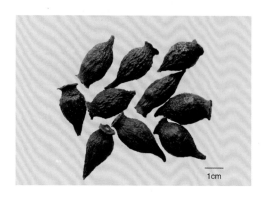

金樱子

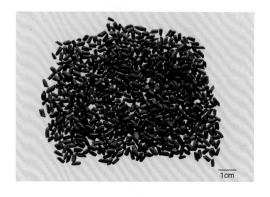

决明子

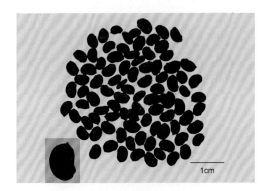

补骨脂

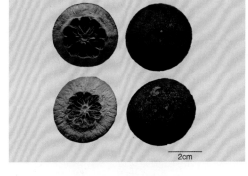

枳壳

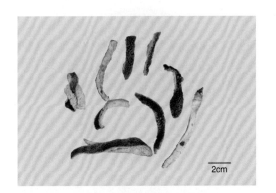

陈皮

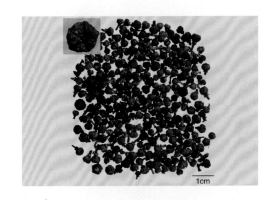

吴茱萸

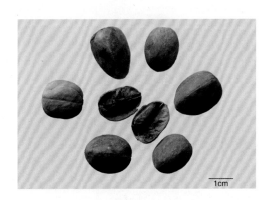

巴豆

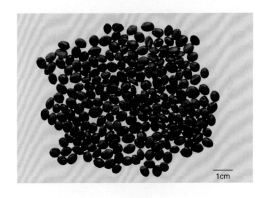

酸枣仁

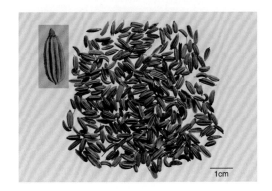

小茴香

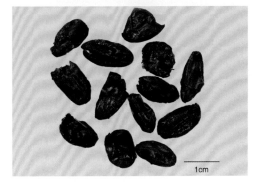

山茱萸

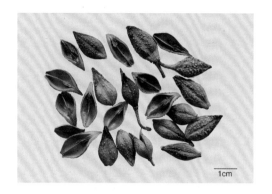

连翘

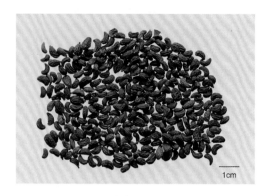

女贞子

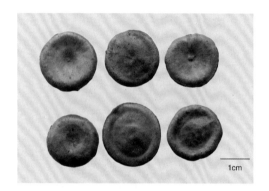

马钱子

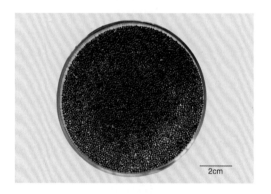

菟丝子

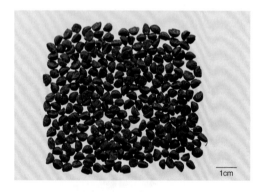

牵牛子

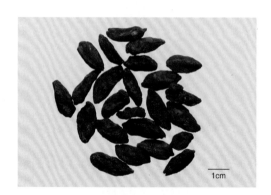

枸杞子

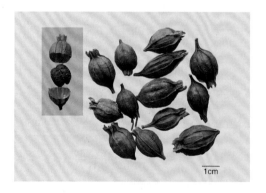

栀子

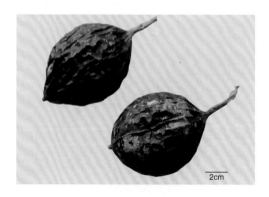

瓜蒌

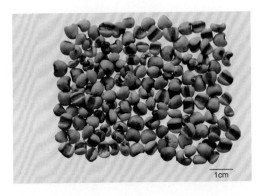

薏苡仁

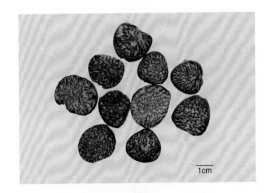

槟榔

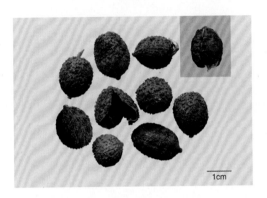

砂仁

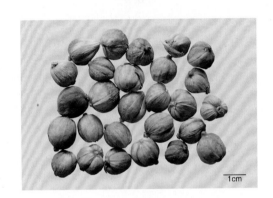

豆蔻

七、全草类中药（16 种）

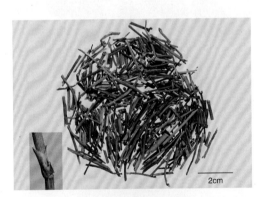

麻黄

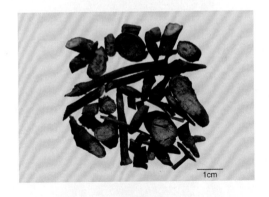

槲寄生

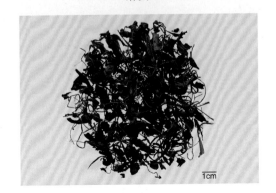

紫花地丁

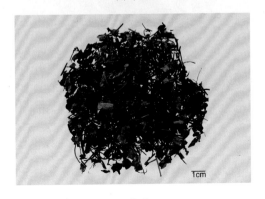

金钱草

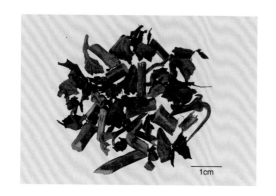

广藿香

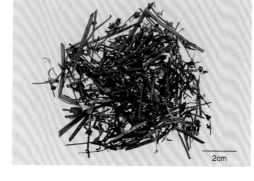

半枝莲

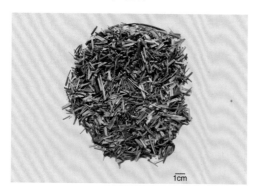

荆芥

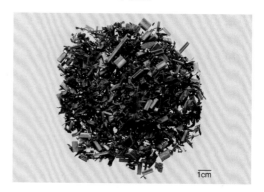

益母草

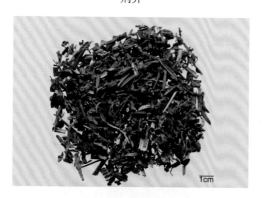

薄荷

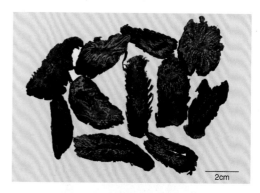

肉苁蓉

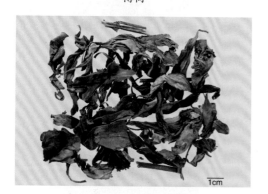

穿心莲

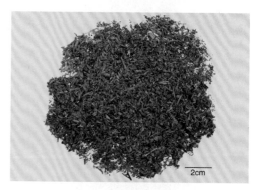

茵陈

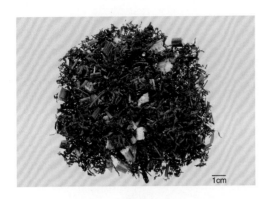

青蒿

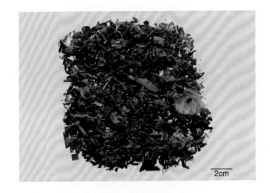

大蓟

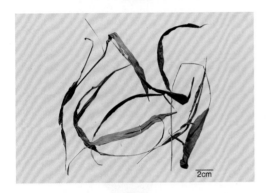

淡竹叶

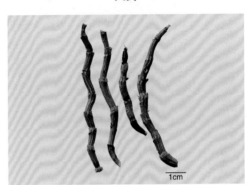

铁皮石斛

八、藻、菌、地衣类中药（6种）

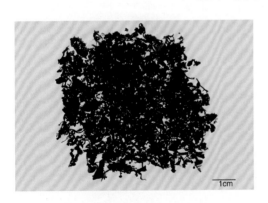

海藻

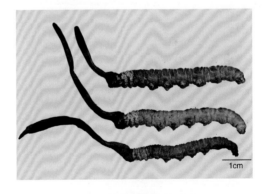

冬虫夏草

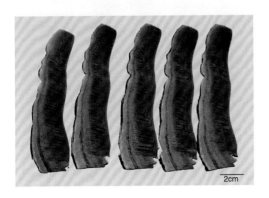

灵芝

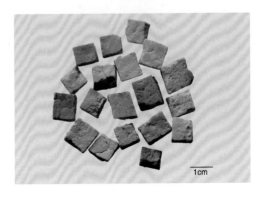

茯苓

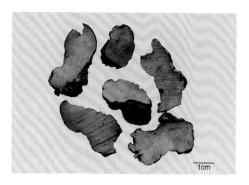

猪苓

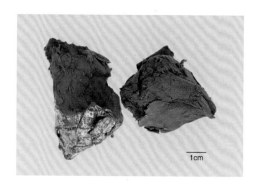

马勃

九、树脂类中药（4 种）

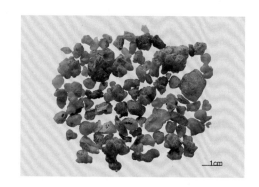

乳香

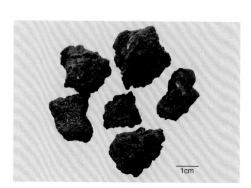

没药

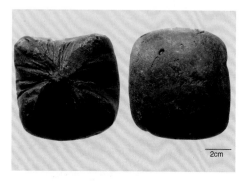

血竭

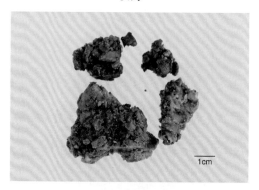

阿魏

十、其他类中药（4 种）

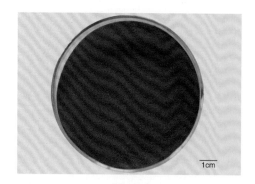

海金沙

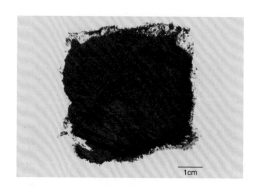

青黛

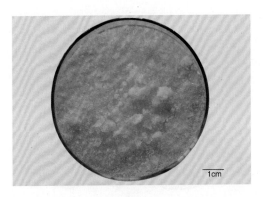

冰片

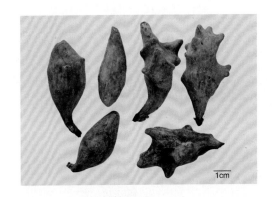

五倍子

十一、动物类中药（20 种）

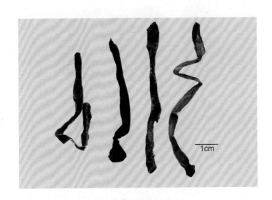

地龙

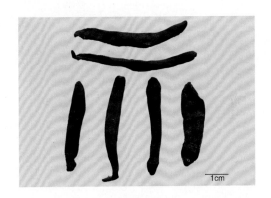

水蛭

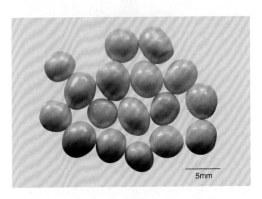

珍珠

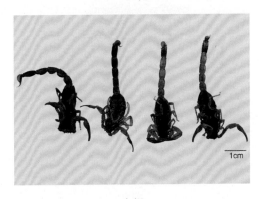

全蝎

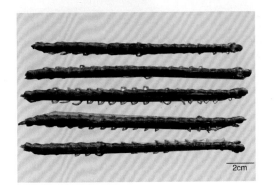

蜈蚣

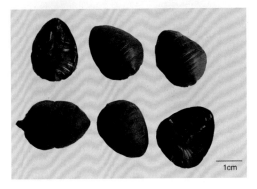

土鳖虫

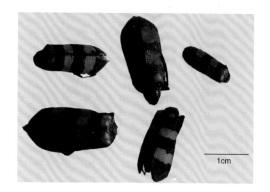

斑蝥

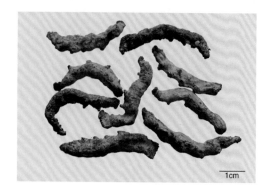

僵蚕

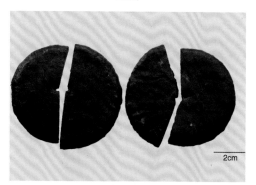

蟾酥饼

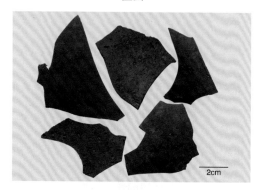

片蟾酥

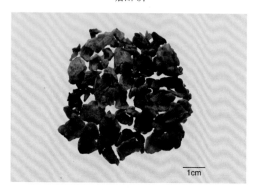

哈蟆油

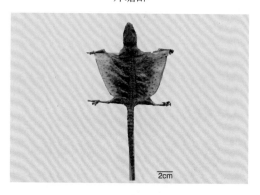

蛤蚧

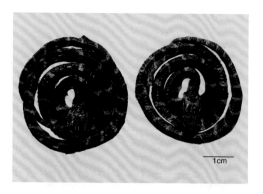

金钱白花蛇

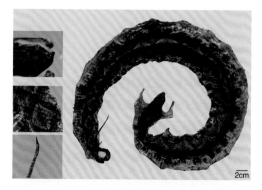

蕲蛇

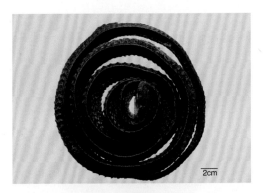

乌梢蛇

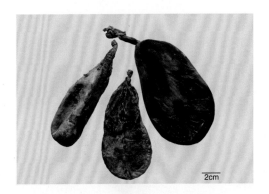

熊胆

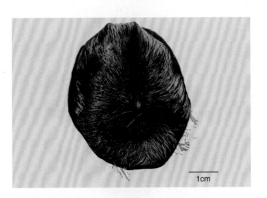

麝香

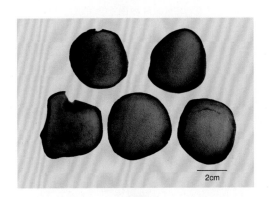

鹿茸

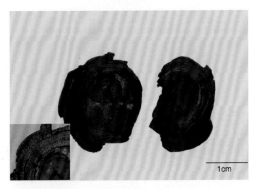

牛黄

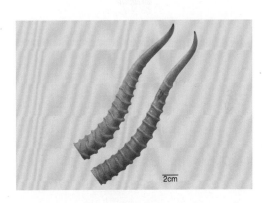

羚羊角

十二、矿物类中药（10 种）

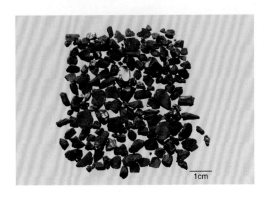

朱砂

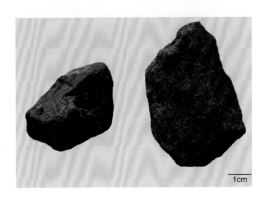

雄黄

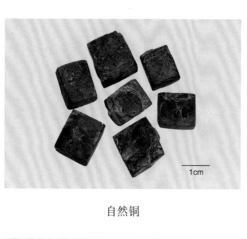

自然铜

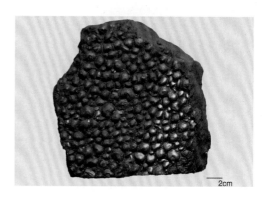

代赭石

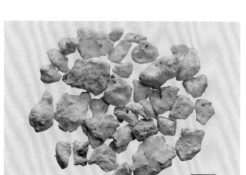

炉甘石

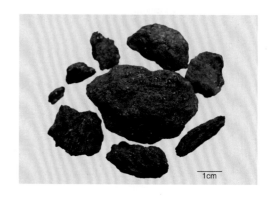

青礞石

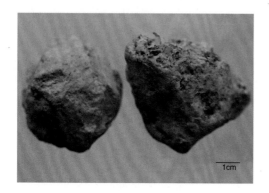

滑石

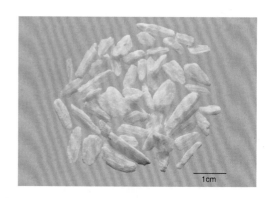

石膏

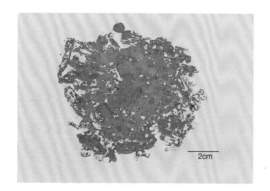

芒硝

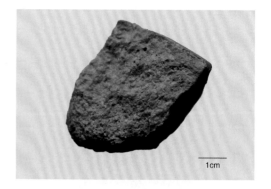

硫黄